緩和医療と心の治癒力

黒丸尊治

築地書館

はじめに

この本は、書店でよく見かけるホスピス・緩和ケア関連の書籍とはずいぶんと趣を異にしています。通常、緩和ケアについて語る場合、末期のがん患者さんは遅かれ早かれ亡くなるというのが大前提になっています。つまり緩和ケアは死を前提とした医療なのです。多くの患者さんは、医者から積極的な治療はもうできませんと言われたら、近い将来自分は亡くなるという現実をいやでも受け入れざるを得なくなります。そのような、ある程度死を受け入れている患者さんであれば、現在の緩和ケアは十分に満足感を与えてくれる存在だと言えましょう。しかしその一方で、まだあきらめたくない、最後まで希望は持ち続けたいという思いを持っている患者さんも少なからずいるのです。特に若い人でそう思っている人は多いのではないでしょうか。このような患者さんは、当然のことながら死ぬことを前提としている緩和ケアにはどこか抵抗を持っています。

しかし実際には、まだあきらめたくないという思いを持っている患者さんであったとしても、一般病棟での治療が困難になれば、緩和ケアに来ざるを得なくなる場合も少なからずあります。このような患者さんは、緩和ケア病棟に入院したとしても、死を前提に考えているのではなく、まだ生き続けることを前提に、「今」とどう向き合っていくかを懸命に探し求めているのです。なかには代替療法に望みをかける人もいるでしょうし、痛みを堪えることで何とかがんばろうとする人もいるでしょう。また迫り来る死という現実には目を向けず、敢えて自分が生き続けたいと思っている未来に思いを馳せ巡らせる人もいるでしょう。たとえ自分がどんな状況であったとしても、あきらめずに「今」を一生懸命に生きようとしているのです。私は、そんな患者さんの思いも大切にし、なんとかその希望を支えてあげたいと考えているのです。

確かに、死ぬという現実を知ってもジタバタ抵抗することなく、それをしっかりと受け止め、最後まで穏やかな思いで旅立っていくというのが、ある意味、理想的な死なのかもしれませんし、またそのような最後を迎えさせてあげたいと思うのも、医療者としてごく自然なことなのかもしれません。しかし患者さんからすれば、そのような医療者の思いが時として負担になったり、価値観の押しつけだと感じられたりすることもあるのです。この感覚のずれが、まさに医療者目線と患者目線との違いであり、死を前提に考える医療者と生を前提に考える患者さんとの違いなのではないかと思うのです。よく「医者の常識は患者の非常識」と言われますが、それくらい両者の視点には開きがあるのです。

そこで本書は、できるだけ患者目線から見た緩和ケアについて書いてみようと思いました。

そのため一般の医療者の考え方からすれば、ずいぶんとかけ離れていると思われるところも多々あるかと思います。私は、ある程度死を受容している患者さんのみならず、まだあきらめたくないと思っている患者さんの思いをもくみ取り、できるだけ多くの患者さんに満足してもらえるような、そんな広い視野に立った緩和ケアが提供できたらと思っています。この本が、そのような緩和ケアを実現するための一助になるならば、私にとってこんなにうれしいことはありません。

なお、本書には私とかかわりを持ったたくさんの患者さんが登場します。可能な範囲で本人や家族の許可をもらうように努めましたが、なかにはそれができなかった方々もいます。そのためプライバシー保護の観点から、趣旨をゆがめない程度に病名や年齢、個人背景を変えたり、数人の患者さんを組み合わせたりすることで本人だと特定できないような配慮を致しました。その点はご了承下さい。

目次

第六章　心の治癒力を考える

第一章

緩和ケアでのかかわり

死んでもいいんです……

西洋医学に不信を抱く患者さん

あるとき、私の知り合いの産婦人科の先生から二十代後半の女性が紹介されてきました。診察室に入ってきた彼女を見るなり私は驚きました。顔色はほとんどなく、表情もうつろで体もやせ衰え、今にも崩れ落ちそうな状態だったのです。にもかかわらず父親の車に乗せられ三時間以上もかけて、はるばる神戸から来たというのです。こんな衰弱した状態でよく来られたものだと驚きながらも、表向きは冷静を装いながら「体がつらかったら横になって話を聞かせてもらってもいいですよ」と言ったのですが、彼女は「大丈夫です」と言うので、そのまま椅子に座った状態で話を聞かせてもらうことにしました。

彼女は一年半ほど前に生理不順が気になり、近くにある病院の婦人科を受診したところ、かなり進行している子宮頸がんと診断されたのです。そのときの女医さんに、このまま放っておけば命にかかわること、治療はすぐに開始する必要があるが手術は難しいこと、治療するとすれば放射線療法や化学療法になること、といった内容のことを矢継ぎ早に説明されたと言います。突然の話だったので何が何だかわからない中、ただひとつ気になっていたのは子どもが産めるのかということでした。と言うのも、彼女には結婚を考えていた彼氏がいましたし、将来は子どもも欲しいと思っていたからです。そのため、放射線療法などの治療を受けても子どもはできるかどうかが心配だったのです。そのことをたずねると、「あなたは、自分の命と子どもを生むこととどちらが大切なんですか！」と、すごい剣幕でまくし立てられ、その対応を見て、この先生は何を言ってもダメだと思い、以来その病院には行かなくなってしまいました。しかし病気のことは心配だったので、次にがんセンターに行ってみたのですが、ここでも同じことで、治療のことばかり言われ、子どもが欲しいので何とかならないかとたずねても、そんなことを言っている場合ではないと一蹴されてしまったのです。

そんな、医者の一方的な態度に辟易し、それならばもう西洋医学には頼らず自分の力で治そうと決意し、それからは玄米菜食やヨガなど、自分なりの方法で治療に取り組むようになりました。一時は体調もよくなっていたようですが、一ヵ月くらい前からは疲れやすさやめまいがひどくなり、伏しがちになっていました。そんな矢先に自宅で大出血、このままだと自分は死ぬかもしれないという思いを持ちながらも、今さら病院に行くわけにもいかないし、死んだら死んだでいいかと思い、そのまま眠りについたのでした。次の日の朝、目を覚まし、自分がまだ生きていることを確認すると同時に、これからどうしたらよいのだろうかという不安が頭をもたげてきました。そこで、以前から相談にのってもらっていた産婦人科の先生のところを受診したところ、私の緩和ケア外来を紹介してくれたと言うのです。

とりあえず現状を把握するために採血とCT検査を緊急で行いました。その結果を見て、診察室に入ってきたときの顔色の悪さの意味がわかりました。ひどい貧血だったのです。大出血をしたと言っていたので、ひどい貧血はあるとは思っていましたが、まだ歩いて外来に来たくらいですから、それほどひどくはないだろうと高をくくっていたのですが、データを見てびっくり、なんとヘモグロビンが二・九g／dlと、通常の人の四分の一程度しかないではないですか！ よくもこれで生きていられたなと驚嘆せずにはおれませんでしたが、さらに悪かったのが腎臓でした。子宮がんは七センチもの大きさになっており、その影響で尿管の出口がふさがれてしまい、ほとんど尿が出ない状態になっていたのです。その結果、両方の腎臓は腫れ上がり、腎機能の指標となるクレアチニンという値も一三・四㎎／dlと、すぐさま人工透析をしなければならないような状態でした。

これだけの悪い状態であるにもかかわらず、彼女は極めて冷静に受け答えをしていました。私は今の病状を説明し、もしも医学的な処置を何もしなかったら数週間以内に亡くなる可能性があることもはっきりと伝えた上で、彼女がこれからどうしたいと思っているのか、その意向をたずねることにしました。すると彼女は淡々と「このまま死んでもいいと思っています」と言うのです。普段は患者さんの思いに寄り添うことを基本にしている私でしたが、このときばかりは彼女の意向を素直に受け入れる気持ちにはなれませんでした。なぜならば、人工透析や輸血さえすれば、当面はこの緊急事態を乗り越えることができるからです。確かに子宮がんそのものがよくなるというのは難しいかもしれませんが、もうしばらくは生きられる可能性があるのに、それを何もせずにただ死んでいくのを見ているということにはとても抵抗があったのです。ただ彼女の場合、婦人科の先生から子どものことよりも自分の命を優先するのが当たり前だと言われたのが原因で、西洋医学から離れていったという過去を持っていたので、ここで私が同じことをすれば、また同じ状況になりかねないという懸念はありました。しかも以前と異なり、今度の場合は、それが即、死を意味することもわかっていました。そのためどうしたらこの場面に上手く対処できるか、あれこれ悩んでいると、一緒に診察室に入っていた父親が「ちょっと言わせてください」と口を挟んできました。実は、彼女の両親は彼女が小さいときに離婚しており、父親の方はすでに他の女性と結婚し、今は新しい家庭を持っていました。しかし、実の娘に対する思いは今も忘れられず、時々は連絡を取っていました。今回の病気の件もつい最近知ったようでしたが、ただ自分は娘を置いて家を出てしまった人間だという後ろめたさもあってか、自分からはあまり口出しはしませんでした。しかし、彼女の「死んでもいい」という発言に対しては、父親としての思いを抑えきれなくなったのでしょう、思わず口をついて言葉が出てきてしまいました。

「私は今、娘に対してあれこれ言える立場ではありませんが、でも父親としての思いを言わせてもらうならば、もし何か治療を受けることで多少なりとも長く生きられるのであれば、是非治療を受けてもらいたいというのが私の正直な気持ちです。ただ娘の気持ちも大切にしたいという思いもありますので、どうしても娘が治療を拒み、このまま何もせずに死にたいと言うのであれば、最終的にはその思いを尊重したいと思います。でも父親としては、何とか治療を受けてもらいたいという思いで一杯です」

この父親の言葉を受け、私は彼女に「お父さんはこう言っているけど、どうだろうか」と振ってみました。

すると彼女は、困惑した面持ちでしばらく下を向いて考え込んでしまいました。しばらく沈黙が続き、彼女もどうすべきか迷っているようだったので、このときがチャンスとばかりに次のような提案をしました。

「あなたが西洋医学的な治療が嫌いなのは私も十分にわかっています。ですからそれを無理にしようなどとは思っていません。ただ、今は緊急事態です。すぐさま対処しなかったならば、ほんの数週間のうちに亡くなることが十分に予想されます。でも、とりあえずの処置さえすれば、しばらくは普通の生活をして生きていくことは可能です。そこで提案なのですが、まずは応急処置として輸血や透析などを行い、その後ひとまず落ち着いたところで、子宮がんの治療については、今後どうするかを一緒にゆっくりと考えていきませんか。その結果、やはり治療はしたくないというのであればそれはそれで構いませんし、玄米菜食を続けるとか、西洋医学以外の治療法を取り入れてやっていきたいというのであれば、それでも構いません。いずれにせよ応急処置さえしてしまえば、あとは時間的余裕ができるので、今後のことはそれからでもゆっくり考えることができます。そのためにもまずは今日、応急処置だけ受けてもらうというのはどうでしょうか」

この提案に彼女は素直にうなずいてくれました。自分のしたくない西洋医学的治療を強要されるのではなく、とりあえずの応急処置だけならば受けてもいいか、という気持ちになってくれたのです。

すぐさま泌尿器科の先生と連絡をとり、ただちに輸血と透析を行いました。ただもうひとつだけ必要な処置がありました。それは腎瘻《じんろう》を作ることでした。これはお腹の横から直接腎臓に管を差し込み、尿をそこから出すようにするための処置です。尿は本来、腎臓から尿管を通って膀胱に溜まり、その後排泄されるのですが、彼女のようにがんの影響などで尿管の出口がふさがれてしまうと、尿を外に出すことができなくなるため、最終的には尿毒症になり亡くなってしまうのです。それを避けるために腎臓に直接管を入れ、そこから尿が流れ出るようにしてあげれば腎臓の働きも回復し、もとの状態に戻すことができるのです。彼女にはその処置が必要であることを話し、次の日には腎瘻も作りました。実はこれが一番大変な処置だったのですが、ここまできたら彼女も医者に従うしかありませんでした。泌尿器科の先生からの説明を聞いて不安感もかなりあったようですが、そこは何とか安心感を持ってもらえるように私からも話をし、無事すべての応急処置を終えることができました。

二つの思いの交錯

その後しばらく緩和ケア病棟に入院してもらい、その間に今後のことについて彼女といろいろ話をしました。最初は西洋医学的治療には否定的でしたが、私がいろいろな話をするうちに、西洋医学の治療も少しは考えてみようという気になってきたようでした。しかし、もうすでに手術は困難であり、抗がん剤はやりたくないとのことだったので、残るは放射線療法しかありませんでした。まだ子どもが欲しいという思いもありましたが、放射線療法は子宮頸がんにはとても有効であることや、これで痛みや出血などの症状が少なくなる可能性もあることなどを話したところ、かなり前向きに考えてくれるようになりました。そこでまずは放射線科を受診してもらうことにしました。放射線療法の先生もその効果や副作用について丁寧に説明をして下さり、また妊娠については残念ながら難しいということもちゃんと話をしてくれました。診察から戻ってきた彼女も、自分の事細かな質問に対してひとつひとつ丁寧に答えてくれたのでとても納得できたと言っており、妊娠はできないかもしれないけれども、今はとにかく放射線療法を受けて、少しでも子宮がんを治すことを考えたいと言ってくれるまでに考えが変わってきました。

ただその一方で、治療を受けることへの抵抗もまだ残っていました。

「先生、私、何年もダラダラと生きるのは、みんなに迷惑をかけるから嫌なんです。すっかりよくなるんだったらいいですけど、中途半端な状態で生き続けて周囲の手を煩わせたくはないんです」

そこで暫しの沈黙がありましたが、しばらく待っていると再び話し始めました。

「でも放射線治療の副作用についてあれこれたずねておきながら、その一方で、ダラダラ生き続けるのは嫌だなんて言うのも変ですよね。わかっているんですよ、自分でもなんか矛盾していること言っているなってことは」

彼女の心の中では、治療を受けたらよくなるかもしれないという期待感と、結局はよくならないのなら、みんなに迷惑をかけたくないからこのまま何もせずに死んでも構わないという両者の思いが交錯している状態でした。

「でも、どちらにせよ最後に苦しむのだけは嫌ですから、そのときは楽に逝かせて下さいね、お願いしますよ、約束ですからね」

彼女の真剣なまなざしにその思いの強さを感じずにはいられませんでした。

「わかりました。最後は苦しくないようにします。これだけは約束します、安心して下さい」

私もそれに応えるべく、苦しませないことをはっきりと断言しました。

人とのつながりが安心を生む

放射線療法に関しては受けるかどうかずいぶんと迷っていたようですが、結局彼女は治療を受けることに決めました。そして約一ヵ月半にわたり合計二十七回の放射線の照射を受けました。するとうれしいことに、あれだけ大きかった子宮がんの塊がほとんどわからなくなるまでに小さくなったではないですか！　その結果を彼女に伝えると、諸手を挙げて喜んでくれました。ただ、初診時のCT検査ではすでに骨とリンパ節への転移があり、これに関しては逆に大きくなっていました。でも、子宮がんの方はかなり小さくなったので、これはこれでよしとし、あとは今後どうしていくかについて本人と相談をすることにしました。その結果、とりあえず今までやっていた玄米菜食を再開し、それに加えてホメオパシーという代替療法とハイパーサーミア（温熱療法）もやることにしました。また彼女は自然派志向だったため、できるだけ薬は使いたくないという思いを持っていましたが、痛みなどの症状が出てきてそれが日常生活に差し障るようであれば、本人と相談の上、モルヒネ系の鎮痛剤なども使っていくことを了承してもらいました。

その後、何度か入退院を繰り返しながらも、その間に北海道にアルバイトに行ったり友達と旅行に出かけたりと、彼女なりの生活を楽しんでいました。もともと穏やかで優しい性格の彼女でしたが、友達は多く、みんなでワイワイと賑やかに過ごすのが好きだったようです。また自分の病気に関するブログも書いており、毎日いろいろな人から励ましの言葉がくるのをとても楽しみにしていましたし、また逆に同じ病気で闘病している人に対する励ましのメッセージを送ることもありました。

「こうしていろいろな人とつながっているというだけで、とても安心感があるんです」

こんな何気ない彼女のひと言からも、人とのつながりがいかにその人の心を和ませ、安心感をもたらすのかがよくわかります。もちろん彼氏もよく病室に来てくれました。あまり多くをしゃべる彼氏ではありませんでしたが、一緒にいるだけでとても気持ちが落ち着くのか、彼がいるのにウトウト気持ちよさそうに寝ていることもよくありました。

またその一方で、壁際に咲いている花々や植木を一人静かに見ている光景も毎日のように見かけました。自分のお気に入りの花に名前をつけては、それを自分の花だと言って毎日水をあげたりもしていました。

「なんか、一人でいるのが不安なんですよね。こうして廊下に出て花を眺めているだけでも気持ちが楽になるんです」

こんな思いになるのは、なにも彼女だけではありません。表現の違いこそあれ、多くの患者さんが同じことを言います。個室に入院していると、どうしても一人で過ごす時間が多くなりがちです。日中はまだしも、夜になると急に不安感が強くなり、些細なことでナースコールを押して看護師を呼ぶ患者さんも少なくありません。それは、誰かに少しでもよいからそばにいてほしいという患者さんのサインに他なりません。彼女の場合、幸い夜間はよく眠れていたようなのでほとんどコールはありませんでしたが、逆にみんながいる日中に一人でいることの方が不安なようでした。そんな思いを和らげてくれるのがメールやブログ、花との語らいといった、人や植物とのつながりだったのでしょう。

そんな彼女でしたが、ときにはハッとさせられるようなことを言うこともありました。あるとき、いつものように何気ない話をしていると、突然彼女が、お腹にあるがんのことを「この子は、私に何かを伝えようとしている気がするんです。その何かに気づくことができたら私は治ると思っています」と言ったのです。普通の人は、がんは自分を死に至らしめる憎き存在だと悪者扱いにするものですが、彼女にはそのような思いはありませんでした。がんは自分の誤りに気づかせてくれる大切な存在であり、今後の自分のあり方を教えてくれるメッセンジャーだととらえていたのです。もしかしたら自分の子宮にあるこのがんを、自分に宿った子どもだと思って見守ってあげようという思いがあったのかもしれません。

一番の希望を叶える

その後入退院を繰り返しながらも、一年以上の歳月が流れていきました。その間、全身に広がっていたがんは、確実に彼女の体を蝕んでいました。痛みも強くなっていたので、彼女の意に反して痛み止めの量もずいぶんと増えてしまいました。四度目の入院をしているとき、彼女は自分の死に触れ、こんなことを言っていました。

「最近、自分は死ぬんだろうなあって思うようになってきたんです。でも、死ぬことは全然怖いとは思っていません。死んでも魂になって生き続けるって思っていますし、またいつか生まれ変わってくるって思っていますから」

まるで、これから出かける旅行の話でもするかのように、今の自分の気持ちを淡々と語るのです。多分、彼女は自分の死がそう遠くないであろうことをすでに悟っていたのでしょう。私は繊細なガラス細工をひとつひとつ丁寧に包みこむように、彼女の話に耳を傾けつつも、その一方で、心の奥底に潜む彼女の思いをもう少し聴いてみたいという衝動に駆られました。そこで話がひとまず落ち着くのを待ち、私はおもむろに質問を投げかけてみました。

「もしも自分があと一ヵ月の命だとしたら、何がしたい？　もちろん、お金も健康も保証されていて、自分がやりたいことは何でもできるという前提での話だけど、どうかなあ？」

彼女はしばらく考え込んでいましたが、ふと顔を上げるとこう答えてくれました。

「私、南の島に行きたいんです。そこで水平線を眺めながらのんびりと過ごしたり、仲のいい友達と一緒にいろいろと楽しんだりしたいなあ。それから好きなことを思う存分したいですね。ヨガ三昧の日々を送るのもいいかなあ。本当は、ヨガのインストラクターになって、いろんな人にヨガを教えたいんです」

時折笑みを浮かべながらも淡々と最後の一ヵ月の過ごし方を語ってくれました。その話が一段落ついた頃を見計らって、いよいよ本題の質問に入りました。

「もうひとつ質問したいんだけどいいかなあ」

彼女が軽くうなずくのを確認すると、

「じゃあ今度は、もし自分の命があと一週間だとしたら何がしたい？」

とたずねてみました。しばらくの沈黙の後、彼女の口から驚きの言葉が出てきました。「私、最後の一週間はお母さんと一緒に過ごして、お母さんに優しくしてもらいたいんです」

私にとってこの言葉は衝撃的でした。なぜならば今までさんざん母親の悪口ばかりを彼女から聞かされていたからです。小さい頃から母親の愛情に飢えながらも、いつもその期待を裏切られるという人生を歩んできました。そんな彼女が選んだ道は家を出て海外で過ごすという生き方でした。もうお母さんとはかかわりたくない、もうこれ以上つらい思いはしたくない、そんな思いが彼女を外国での生活へと駆り立てたのでした。今回たまたま日本に戻ってきていたときに子宮がんが見つかり、やむを得ず実家に戻っていたのですが、そのときも状況は昔と全く変わりませんでした。入院中もよく、そんな母親への愚痴を言っていました。泣きながら病院に電話をかけてきたこともありました。早く家から逃げたいと真剣に訴えていた彼女でしたが、その彼女の口から「最後はお母さんと一緒に過ごしたい」という言葉が聞かれるとは思ってもいませんでした。

でもこの言葉を聞いて彼女の真意がわかったような気がしました。口ではずっと母親の悪口ばかり言っていた彼女でしたが、本心では母親からの愛情が欲しくてたまらなかったのです。お母さんが自分に優しくしてくれることをずっと待っていたのです。だからこそ、せめて亡くなる最後の一週間だけでも母親に優しくしてほしい、自分にとって本当の母親であってほしいという願いを心の奥底に秘めていたのでしょう。それまでは彼氏や友達、仲間とのつながりによる安心感に紛れ、母親から優しくしてもらいたいという思いはあまり表に出ることはありませんでしたが、病状が段々と悪化し、死が現実のものとして感じられるようになるにつれ、その思いが次第に表面化していったのかもしれません。

そんな思いを叶える最後のチャンスは意外と早くやってきました。病状が進行し、食事量もずいぶんと減ってきていましたが、痛みの方は比較的コントロールできていました。帰るとしたら今しかないと思ったのでしょう、彼女は退院したいと言ってきたのです。物理的に退院することは可能でしたが、家に帰っても一人で動けるような状態ではなかったので、当然家族の助けなしに家で過ごすことは困難でした。それでも彼女の帰りたいという強い思いは変わらなかったので、母親にも病院に来てもらい、今の病状や家に帰ってからの注意すべき点などについて話をさせてもらいました。そして彼氏の運転する車に乗って、実家のある神戸まで帰っていきました。

病状も悪かったので、数日くらいしたらすぐにまた戻ってくるだろうと思っていたのですが、意外にも一週間経っても何の連絡もありませんでした。もしかしたら結構落ち着いているのかもしれないと思っていた矢先に、突然彼女から電話が入りました。

「先生、もう限界。このまま生きていても身体はつらいし、みんなにも迷惑をかけるだけなので早く死にたい。早く楽にしてほしい」

力を振り絞り、やっとの思いでかけてきたのは、最後のお願いの電話でした。

「わかった。そしたらすぐに病院に来て。希望に沿えるようできるだけのことはするから」

そう言っただけで、私は電話を切りました。

数時間後、彼氏の車に乗せられお母さんと一緒に病院に着いた彼女は、ナースに抱えられながらすぐさまベッドに移されました。脚はずいぶんとむくみ、お腹にも水が溜まっている状態でした。体を動かしたときには痛みがあるようでしたが、じっとしている限りは大丈夫でした。

「先生、約束した通り早く楽にしてほしい」

まだ元気だった頃に交わした、「最後は楽にしてあげるからね」という私との約束を彼女はしっかりと覚えていました。

「わかった。約束だからね。ただしすぐさまストンと逝かすのは難しいので、薬を使って少しずつ眠っている時間を長くしながら、最終的には目が覚めないような状態にして、あとはそのまま自然の流れに任せるという方法で楽にしてあげる。それでいい？」

「そうしたら、どれくらいでどうなるの？」

「そうだなあ、一週間くらいかなあ、それくらいかけて少しずつ眠ってもらうようにするから、その頃には多分昏睡状態になっていると思うし、そのときはもう意識はないので楽になっていると思うよ」

「わかった。ちょっと安心した。でも正直言って『楽にするなんてダメだ、もっとがんばれ』なんて言われたらどうしようかと思っていた。そのときは自殺しようかなとも思ったけど、それも先生に迷惑をかけるし、だから何て言われるかすごく不安だった。でもよかった、ちゃんと約束を守って楽にしてくれるって言ってくれたので。ありがとう、先生」

病院に着くなり、彼女とはこんなやりとりをしていました。すでに精神的にも肉体的にも限界状態になっていたであろうことは容易に察しがつきました。約束通り、少しでも楽にさせてあげたい、そんな思いは私の中にもありました。しかし実際には、一般の患者さんが考えているような、注射一本でスーッと逝かせるという安楽死は日本では認められていません。どんなに苦しがっていたとしても、そんなことをしたならば殺人罪になってしまいます。ですから、それはいくら患者さんから頼まれたとしてもできないのです。でも、このような末期がんの患者さんが、他のどんな方法をもってしても今の苦痛を和らげる手立てがないような状況で、かつ本人や家族の同意があれば、薬を使ってウトウト眠ってもらったり、場合によっては麻酔のような薬を使ってもっと深く眠ってもらうということは可能です。そうすれば寝ている間は少なくとも苦痛を感じないですむので、それだけでもずいぶんと違います。もちろん薬が切れてくればまた目が覚めてきますが、それでまた苦しがるようであれば再び薬を使って寝てもらうのです。そんなことを繰り返すうちに、目を覚ますことは苦痛以外の何ものでもないという状況だと思われたならば、今度は目が覚めないように、強い薬を使って眠ってもらうということもします。ただ、ずっと眠ってしまい、ほとんど動くことも声を出すこともなくなると、今度は見守っている家族の方が、やはりもう一度声が聞きたい、少しでもいいから目を開けてもらいたい、といった思いになってくることもよくあります。もちろん、目を覚ますことは苦痛以外の何ものでもないことはわかっているのですが、それでもやはりもう一度目を開けてもらいたいという思いになってしまうのが家族というものなのです。そう簡単に気持ちを割り切ることなどできないのです。早く楽になりたいという患者さんの気持ちもわかりますが、一日でも長く生きていてほしいという家族の気持ちもよくわかります。ですからあとは患者さんの状態を見つつ、家族の思いにも心を配りながらケースバイケースで対応していくことになります。

最後の穏やかな時間

さて、私の話に少しホッとしたのか、それからしばらくするとウトウトと眠り始めました。夜は睡眠薬を飲んで何とか眠れたようでしたが、次の日、目を覚ましてからも早く楽になりたいという思いは変わっていませんでした。

「今回、家ではどうだった？」

私は、今回自宅で過ごした母親との時間がどのようなものだったのか、少し気になっていたのでちょっとたずねてみました。

「お母さんとすごくいい時間を過ごせてよかった。ちょっとパニックにはなるんだけど、でもすごく優しかった。脚をさすってくれたり、食事を食べさせてくれたり、着替えさせてくれたりもしてくれた。うれしかった、とっても」

短い会話ではありましたが、微笑みを浮かべながら語るその穏やかな表情を見て、彼女はお母さんと一緒に過ごして優しくしてもらいたいという、未だかつて一度も経験することができなかった夢をついに果たせたのだと確信することができました。

家で過ごしている間、彼氏も一緒にいていろいろと手伝ってくれていたので、彼からも家での様子を聞かせてもらいました。最初のうちは元気そうにしており、食事もおいしい、おいしいと言いながら病院にいたときよりもよく食べていたようでした。きっとお母さんが作ってくれた食事がよほどうれしかったのでしょう。母親から見ても、本当にこの子は病気なのだろうかと思うほどパクパクと食べていたようです。でもそんな元気そうに見えたのも最初の四、五日だけでした。それから急速に状態は悪くなり、ほとんど一人で動くこともできなくなってしまったため、身の回りの世話はすべてお母さんにしてもらわないといけなくなってしまいました。トイレも介助なしには行けないので、夜中でもお母さんを起こさなくてはなりませんでした。でもそれは気の毒だと思ったのでしょう、我慢することも多く、そのため失禁してしまうことも多々あったようです。結局、その後始末はお母さんがするわけですが、それが彼女にはつらくて、本当に申し訳ないという思いで一杯だったようです。本当は訪問看護に入ってもらって、最後まで自宅で看ていこうという話にもなっていたのですが、入院する前日の夜中に気分が悪くなりもどしてしまい、その後始末も全部お母さんがしたのですが、それを見てもうこれ以上迷惑をかけられないと思ったのでしょう、次の日の朝に急に入院したいと言い出したというのです。彼女にしてみれば、お母さんに優しくしてもらったことはとてもうれしかったにちがいありません。でもその一方で、お母さんに迷惑をかけてしまうことへのつらさの方が上回っていたようです。彼女は両者を天秤にかけた結果、人生最後の時間を病院で過ごすという最終結論を下したのでした。

入院後、彼女はほとんど眠って過ごしていました。時々目を覚ますとシャーベットが食べたいとか、マッサージをしてほしいとか言うのですが、その後しばらくすると、またすぐにウトウトしてしまうというそんな状態でした。あるときいつものように病室をのぞくと、ふと目を覚まし、「先生、私、入院して何日目ですか」とたずねてきました。「五日目だよ」と教えてあげると、「そうですか……」と言いながらまたウトウトし始めました。彼女の脳裏には、私が言った「一週間で楽になれるよ」という言葉がしっかりと焼き付いていたのでしょう。一歩、一歩、自分が死に近づいていくのを指折り数えて待っているかのようでした。そしてちょうど一週間が経ったとき、彼女の部屋を訪室し脈を取ったりしていると、うっすらと目を開け、もうろうとしながらもひと言呟きました。

「先生、なかなか死ねないなあ……」

そう言いながら、またスーッと目をつむり、そのまま眠りに落ちていきました。

「もうすぐだからね」

目をつむっている彼女に、静かに囁くと、心なしかうなずいてくれたような気がしました。結局、このかすかなやりとりが彼女との最後の会話でした。それからはほとんど目を覚ますことなく、苦しむこともなく、ただ穏やかな時間だけが静かに流れていきました。

最後の入院のときはいつも傍らにお母さんがいました。呼吸をしていることを確かめるかのように娘の姿を見ては、声をかけながら手や足をひたすらさすっていました。ある朝、私が病室を訪れると、涙ながらに小さい頃のことや、今回の家での様子のことなどを、ひとつひとつ思い出を噛みしめるように話をしてくれました。

「この子は小さい頃から、本当に手のかからない子でした。あまり母親らしいこともしてやれなかったので、とても寂しい思いをさせてしまったと後悔しています。でも今回、無理して家に帰ってきたんだと思うんですけど、お陰で身の回りの世話をたくさんさせてもらえたし、

《ノンフィクション》

土の文明史　ローマ帝国、マヤ文明を滅ぼし、米国、中国を衰退させる土の話

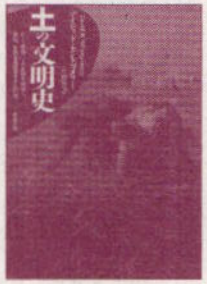

モントゴメリー［著］片岡夏実［訳］
◎5刷　2800円＋税
土が文明の寿命を決定する！　古代文明から20世紀の米国まで、社会に大変動を引き起こす土と人類の関係を解き明かす。

文革　南京大学14人の証言

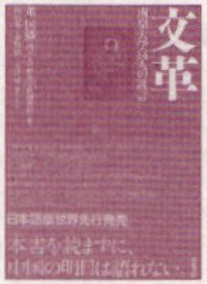

董国強［編著］関智英＋金野純＋大澤肇［編訳／解説］
2800円＋税
中国現代史研究をリードする歴史学者が、さまざまな立場で文革に関わった14人の証言から、これまで語られなかった中国現代史の空白を埋める。

世界がキューバ医療を手本にするわけ

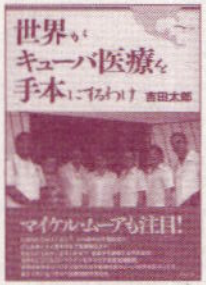

吉田太郎［著］　◎7刷　2000円＋税
マイケル・ムーア監督の“シッコ”で取り上げられたキューバ医療を、市井の人びと、医師、研究者、保健医療担当官僚へのインタビューを通じて克明に描く。

「没落先進国」キューバを日本が手本にしたいわけ

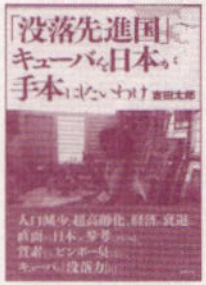

吉田太郎［著］　2000円＋税
人口減少、超高齢化、経済の衰退に直面する日本が参考にするのは、質素でもビンボー臭くないキューバの「没落力」だ！

世界がキューバの高学力に注目するわけ

吉田太郎［著］　◎2刷　2400円＋税
頭抜けた高学力、フリーターも心配無用。世界で注目を浴びる「格差なき教育大国」キューバの革命的教育法の謎を解く！

戦前の少年犯罪

管賀江留郎［著］　◎8刷　2100円＋税
現代より遥かに凶悪で不可解な心の闇を抱える、恐るべき子どもたちの犯罪を膨大なデータで実証する。

《犬と上手につきあおう！》

犬の科学　ほんとうの性格・行動・歴史を知る

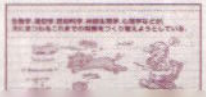

ブディアンスキー［著］　渡植貞一郎［訳］
◎6刷　2400円＋税

《翻訳エッセイ》

暴食の世界史

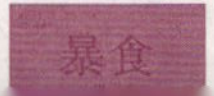

プローズ［著］　屋代通子［訳］
1500円＋税

郵便はがき

料金受取人払郵便

晴海支店承認

7494

差出有効期間
平成24年7月
4日まで

104 8782

905

東京都中央区築地7-4-4-201

築地書館 読書カード係 行

お名前	年齢	性別 男・女
ご住所 〒 tel e-mail		
ご職業（お勤め先）		

購入申込書 このはがきは、当社書籍の注文書としてもお使いいただけます。

ご注文される書名	冊数

ご指定書店名 ご自宅への直送（発送料200円）をご希望の方は記入しないでください。

tel

読者カード

ご愛読ありがとうございます。本カードを小社の企画の参考にさせていただきたく存じます。ご感想は、匿名にて公表させていただく場合がございます。また、小社より新刊案内などを送らせていただくことがあります。個人情報につきましては、適切に管理し第三者への提供はいたしません。ご協力ありがとうございました。

ご購入された書籍をご記入ください。

本書を何で最初にお知りになりましたか？
□書店　□新聞・雑誌（　　　　）□テレビ・ラジオ（　　　　　）
□インターネットの検索で（　　　　）□人から（口コミ・ネット）
□（　　　　　）の書評を読んで　□その他（　　　　　　）

ご購入の動機（複数回答可）
□テーマに関心があった　□内容、構成が良さそうだった
□著者　□表紙が気に入った　□その他（　　　　　　　　）

今、いちばん関心のあることを教えてください。

最近、購入された書籍を教えてください。

本書のご感想、読みたいテーマ、今後の出版物へのご希望など

□総合図書目録（無料）の送付を希望する方はチェックして下さい。
＊新刊情報などが届くメールマガジンの申し込みは小社ホームページ（http://www.tsukiji-shokan.co.jp）にて

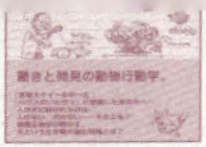

つわるこれまでの常識をつくり替えようとしている。

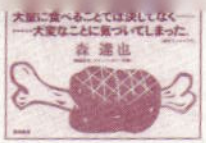

知られざる攻防記。暴食が罪になった理由と背景を探る。解説：森達也

犬を飼う知恵

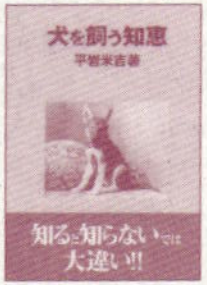

平岩米吉［著］　◎3刷　1800円＋税

生態学的・心理学的裏づけをもとに、犬を飼ううえでの大切な基本をすべて解説。家庭でできる大切で基礎的な飼い方の知恵を網羅した名著。

嫉妬の力で世界は動く

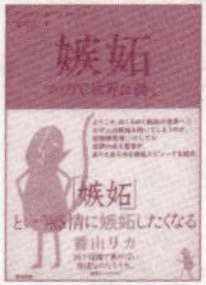

エプスタイン［著］　屋代通子［訳］
1500円＋税

なぜ人は嫉妬するのか。俗物研究者！としても定評のある著者が、あらゆる嫉妬エピソードを紹介。解説：香山リカ

犬の行動と心理

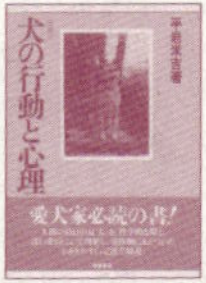

平岩米吉［著］　◎8刷　2000円＋税

飼育に必要なすべての基礎知識を提供する犬の心理学の集大成であり、愛犬家必読の書。犬の行動や表情とその裏側にある心理をわかりやすく解説する。

怠惰を手に入れる方法

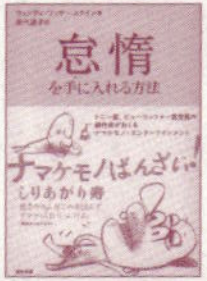

ワッサースタイン［著］　屋代通子［訳］
1500円＋税

あらゆるダイエットや自己啓発を試した著者が最後に出会ったのは怠惰。これさえあれば人生に怖いものなし！　解説：しりあがり寿

《ロングセラー》

内臓のはたらきと子どものこころ

三木成夫［著］　◎7刷　1400円＋税

人間の体の中の植物であり、宇宙リズムと呼応する内臓と心の関係を解説した名著。

黒髪の文化史

大原梨恵子［著］　◎7刷　4700円＋税

奈良から明治まで、時代精神を映しだす鏡面としての髪形を、豊富なエピソードをまじえて結いあげる。

価格は本体価格に別途、消費税がかかります。価格・刷数は2011年3月現在

ホームページ http://www.tsukiji-shokan.co.jp/（メールマガジンのご登録もできます）

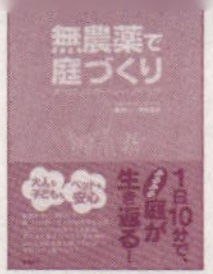

オーガニック・ガーデン・ハンドブック
ひきちガーデンサービス［著］
◎8刷　1800円＋税
無農薬・無化学肥料で庭づくりをしてきた植木屋さんが、そのノウハウのすべてを披露。

《趣味の本》

野の花さんぽ図鑑

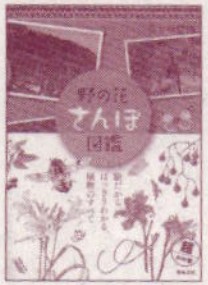

長谷川哲雄［著］　◎5刷　2400円＋税
植物画の第一人者が、花、葉、タネ、根、季節ごとの姿、名前の由来から花に訪れる昆虫まで、野の花370余種を昆虫88種とともに二十四節気で解説。

作ろう草玩具

佐藤邦昭［著］　◎10刷　1200円＋税
身近な草や木でできる馬、カエルなど昔ながらの玩具の作り方を図を使って丁寧に紹介。紙でもできます。

彼らの激流

大村嘉正［著］　1800円＋税
巨岩に激突し、渦にのまれ、滝を落ちる……川と一体となるスポーツ、激流下りに魅せられた人々を描く。

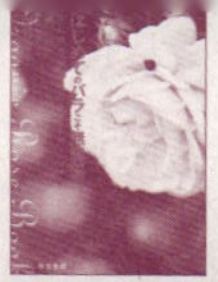

ひと鉢からの米ぬかオーガニック
小竹幸子［著］　1800円＋税
はじめよう！オーガニックで簡単バラづくり。初心者から経験者まで、オーガニック・ローズ栽培の疑問・質問にお答えします。

《鉱物・石の本》

週末は「婦唱夫随」の宝探し

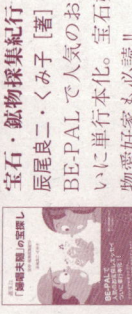

宝石・鉱物採集紀行
辰尾良二・くみ子［著］　◎2刷　1600円＋税
BE-PALで人気のお宝探しエッセイ、ついに単行本化。宝石好きのアナタも、鉱物愛好家も必読!!

宝石・鉱物　おもしろガイド

辰尾良二［著］　◎6刷　1600円＋税
お金がなくても楽しめるジュエリー収集からとっておきの宝石採集ガイドまで。鉱物の知識でホンモノを味わう本。

鉱物コレクション入門

伊藤剛＋高橋秀介［著］　2600円＋税
これまでの入門書では触れられなかった鑑賞の手引きを、厳選された鉱物写真とともにベテランコレクターが解説。

価格は本体価格に別途、消費税がかかります。価格・刷数は2011年3月現在

総合図書目録進呈します。ご請求は小社営業部（tel:03-3542-3731　fax:03-3541-5799）

私としては本当にうれしかったんです。きっとこの子は、そんな時間を作るつもりで家に帰ってきたんではないでしょうか。そうして親孝行をしてくれたんだと思います。本当にうれしかったんです。私たち、最後の最後でやっと親子になれた気がします」

彼女の最後の夢がお母さんに優しくしてもらうことだったのですが、実はお母さんもまた、最後は彼女のお世話を精一杯させてもらいたいという夢を抱いていたのでした。最後の最後になって、こうしてお互いの夢を叶える手伝いができたことは、緩和ケアという日々死と向き合う仕事に携わる医者としてのせめてもの喜びでした。

最後はお母さん、お父さん、彼氏に見守られながら二十九年という短い生涯に幕を閉じ、あの世へと一人静かに旅立っていきました。彼女の手を握りしめ、ずっと傍らで寄り添っていた彼氏も、最後を見届けると、

「俺も向こうに行ったら見つけに行くからな、それまで待っててな」

そう呟き、そっと病室をあとにしました。

医者と患者さんとの信頼関係

結局、彼女とのかかわりは一年半程でした。緩和ケアに来られる患者さんとのかかわりはたいてい数ヵ月以内のことが多く、その意味では長かった方だと言えるかもしれません。ただ、

時間的に長かったかどうかというよりも、いろいろなことを学ばせてもらえたという意味で彼女とのかかわりはとても貴重なものでした。最初に出会ったその日から、私の前には難題が立ちはだかりました。西洋医学を拒否し、今まさに死ぬかもしれないという状況に置かれていた彼女は、私の目の前で「死んでも構わない」と言うのです。

いくら緩和ケアの医者だと言っても、この状況さえ乗り越えれば、もうしばらくは生きられる可能性が十分にあるのに、何もせずにただ苦痛だけを取り除き、あとは静かに亡くなっていくのを見守るだけというのにはどこか罪悪感を持たずにはいられませんでした。そうかと言って、さんざん医者の言葉に傷つけられた彼女からすれば、医学的治療の必要性をどんなに優しく話されたとしても、また自分らの勝手な価値観を押しつけてきたとしか思われないだろうということも十分にわかっていました。この場面では、医者の価値観と彼女の価値観の両者に歩み寄りをもたらすような、そんな提案が必要だったのです。その架け橋になったのが「応急処置」という言葉でした。彼女はこの言葉に反応してくれました。その瞬間、これでとりあえず彼女とゆっくり話をする時間だけは確保できたと、そっと胸をなで下ろしたのでした。

あとで彼女から聞いたのですが「この先生は患者の思いも大切にしながら話を聴いてくれるので、そのような先生の提案ならば乗ってみてもいいかな」と思えたというのです。何ともうれしいコメントではないですか。患者さんの思いを大切にしながら、きめ細かなコミュニケーションをしていくことの重要性をあらためて教えてもらった気がしました。

患者さんとのコミュニケーションには信頼関係を築くことが必要不可欠ですが、その基本は相手の価値観を大切にしながら話を聴くということです。医者はつい自分の価値観や医療の常識が正しいものだと思い込み、患者さんの思いには理解を示そうともせず、あたかもあなたの考えは間違っていると言わんばかりにあの手この手で説得しようとしがちですが、そんな医者の姿勢に彼女は反発を感じていたのでしょう。医者がそのような傲慢な思いを持っている限り、患者さんの思いに寄り添うことなど不可能ですし、それが患者さんを苦しめる結果になるのです。もしも彼女を最初に診てくれた婦人科の先生が、もう少し彼女の思いに理解を示すような態度を取ってくれたならば、むやみに西洋医学を拒否するような態度は取らなかったのではないかと思うと、その対応が残念でなりません。

また彼女からは西洋医学的治療のみならず、代替療法と言われる、いわゆるホメオパシーや温熱療法といった医者からは効くわけがないと思われているような治療にも理解を示し、必要に応じてその両者をともに取り入れながら治療をしていくことの大切さも教えてもらいました。

医者が西洋医学の治療が正しいと思っているのと同様に、患者さんもある種の代替療法でよくなると思っている人がいます。それを西洋医学的な考え方に基づいた価値判断、つまり科学的根拠があるか否かといった点だけで代替療法の有効性を判断し、そんなものは効かないと決めつけるような態度は、患者さんの思いを無視することであり、そのような姿勢でいる限り患者さんとの信頼関係を築くことはできません。まずは患者さんの意向を大切にし、その上で必要ならこちらの意向も伝えるという姿勢があるからこそ、信頼関係が築けるのです。そうすることで初めて両者の意向が反映された治療法を作り上げていくことができるのです。

逆にそのような視点がないと、患者さんとの信頼関係が上手く築けないばかりか、ときには必要な西洋医学的治療をも拒否されてしまうという最悪の事態になりかねないのです。西洋医学的治療と代替療法は相反するものでもなければ、どちらが正しいとか間違っているとかいうものでもなく、患者さんにとってはどちらも必要なものなのです。その視点が患者さんの心を癒し、病気を治し、ひいては命を救うことにもつながるのです。彼女とのかかわりの中で、そんな思いをあらためて強くしました。

また彼女とは、よく死についても語り合いました。彼女のように若くして死を受容できる人はそう多くはないと思いますが、それができるか否かは別として、自分の死を現実のものとして感じている患者さんに対して、医療者は多様性のある視点を持ってかかわっていく必要があります。次に紹介する患者さんの、死という現実に直面したときの振る舞いは、彼女とはまるで正反対のものでした。まさに死のとらえ方やかかわり方は十人十色であり、それに応じてこちらも臨機応変に対応していくことの必要性を痛感せずにはいられませんでした。

痛くなんかありません！

極端なプラス思考

その患者さんは五十代の女性で、脚に力が入らず動けなくなってしまったということで緩和ケア外来に来られました。ここに来る半年くらい前から背中の痛みや歩いたときに息切れがするという症状が出始めていたようでしたが、昔から薬や西洋医学に抵抗を持っていた彼女は、特に何かをするということもなく自然に治るのを待っていました。ところがよくなるどころか症状は次第に悪化し、さらにその四ヵ月後には突然脚に電流が走るような痛みも出現、そのためやむなく病院に行ったところ肺がんの骨転移であり、もう何の治療もできないと言われてしまったというのです。もともとプラス思考の持ち主であった彼女は、そんな医者の言葉などものともせず、今まで通りに家事なども普通にこなしていました。しかし次第に腰の痛みが強くなり、さらに急速に歩けなくなってきたため、一緒に住んでいた息子さんとも相談し、ついに入院を決意したというのです。

インターネットでいろいろな緩和ケア病棟を調べたところ、うちの病院の考え方が一番彼女に合っていたようで、とにかく一度行ってみようと思い立ち来院されたのでした。彼女は紹介状を持っていなかったため、とりあえず現状を把握するという意味でＣＴ検査だけは受けてもらいました。後ほど結果を説明しますと言ったところ「説明はいりません、何も聞かなくても結構です」とのことだったので、それならばということで、入院予約の日時だけを決め、いったんは帰宅してもらうことにしました。

一週間後、彼女は子どもらに連れられて緩和ケア病棟に入院してきました。彼女は病室から琵琶湖が一望できるこの病院をとても気に入ってくれました。またナースもみんな親切でよくやってくれるし、大好きなマッサージをしてくれるボランティアの人もたくさんいるので、ここでの入院生活はとても快適そうでした。

そんな彼女は、病室のベッドに座り、日々本を読んだり日記を書いたりしていました。テーブルの上に置いてあったその本を見ると、とある新興宗教が出版している本でした。それについてちょっとたずねてみると、何十年も前にその教団に入信し、一時は一生懸命に活動もしていたようですが、今はもう離れているとのことでした。ただ、この病気になってから当時読んでいた本をまた読み返しているというのです。それを聞いて私は理解できました。彼女の極端なまでのプラス思考と徹底した薬嫌いはこの新興宗教の教えの影響だったのです。普通でしたら、もう治療法はありませんと言われたら落ち込むでしょうし、痛みが出てくれば痛み止めも飲みます。しかし彼女はそうではありませんでした。入院してきたときもとても明るく活気があり、痛みがあるのに痛み止めはいりませんと言って薬は一切飲んでいませんでした。ですから回診のときも、いつも明るく楽しい話題に終始しており、病気の話になることはほとんどありませんでした。しかし彼女の病状を見るにつけ、もう少し現実を把握しておいてもらいたいという思いや、近い将来訪れるであろう死についてどのような考えを持っているかを知っておきたいとの思いもあり、本の話題からさりげなく、彼女の人生観や死生観について聞いてみることにしました。

「この本にも死に関する教えなどが書いてあると思うんですけど、死とか死後の世界についてはどのように考えているんですか」

すると今までニコニコしていた彼女の顔つきが突然変わり、

「そういう話はしたくないの、私はもっとプラス思考で生きたいんだから」

そう言ったかと思うと、次の瞬間にはもう寅さんのＤＶＤの話になっていました。

このことがあって以来、私は死についての話には決して触れないようにしましたし、彼女もまたその話題に触れることはありませんでした。それどころか「痛くない？」とか「心配なことはない？」といった、ちょっとでもネガティブな意味合いを含む言葉でも口にしようものなら、いきなり不機嫌になり「そういう言葉は聞きたくないの！　私はプラス思考で生きたいいんだから！」と、すごい剣幕で怒られてしまうのです。彼女にしてみれば、今にも崩れ落ちそうな自分を支えてくれる唯一のものが「プラス思考で生きていれば大丈夫」という強い信念でした。そのため痛くても息苦しくても、決してそれを口にすることはありませんでした。そうは言いながらも、つい無意識に「痛い」と口走ってしまうことはありました。すぐさまナースが「痛いの？」と聞くと「痛くない！」と強く否定するのが常でした。それはまるで、「痛くない！」と言い張ることで、苦しみに負けそうになる自分を敢えて鼓舞しているかのようでした。

薬を嫌う

そこまでしてでも自分の苦痛症状に目を向けたくない、という思いもさることながら、薬に対する拒否感も並大抵のものではありませんでした。実際、小さい頃から未だかつて薬を一度も飲んだことがないと言っていたくらいですから、鎮痛剤ひとつ飲んでもらうのもかなり困難な作業でした。ただ通常の鎮痛剤ではとても今の痛みをコントロールできるような状態ではありませんでしたので、持続皮下注という、モルヒネを皮下にほんのわずかずつ二十四時間持続的に注入できる携帯用の小さなポンプを使って痛みのコントロールをしようと考えていました。モルヒネは痛みのみならず呼吸困難にも有効なので、この両者の症状を持っている彼女にはとても都合のよいものでした。また痛みがあるときにはポンプの箱についているボタンを押す（早送り）だけで、モルヒネの必要量を自由に注入できる仕組みになっており、その点でも大変便利な代物でした。やっとの思いでこの持続皮下注を開始することができたものの、どんなに痛くても痛くないと言い張るため、痛み止めの量を増やすことはもちろんのこと、早送りもなかなかさせてもらえませんでした。

酸素に関しても同様に強い抵抗がありました。ちょっと動いただけでかなりの呼吸困難を感じるため十分量の酸素が必要な状態でしたが、これもなかなか流量を上げさせてもらえませんでした。シャワーのときには必ず酸素を外して行っていたため、その間はプープーと口笛を吹くような格好で呼吸をする口すぼめ呼吸をしていました。これは呼吸がかなり苦しいときに見られる呼吸の仕方なので、彼女も相当息苦しいであろうことは想像に難くありませんでした。そのときは会話をすることすら困難になるのですが、それでも本人は大丈夫の一点張りでした。それどころか、やはり息苦しいとのことだったので酸素の流量を三リットルから四リットルに上げたところ、呼吸は少し楽になったものの、酸素の勢いが強くて不快だと言って、またすぐに三リットルに下げさせるといった有様でした。

そんな彼女ではありましたが、できるだけ本人の希望に寄り添おうという思いから、ナースも一生懸命にがんばってくれていました。彼女の一番のお気に入りはシャワーチェアに乗って週三回、シャワーをしてもらうことでした。ところがこれに移動させるのがかなり大変な作業なのです。彼女の下半身はほとんど動かないため、ナース数人がかりで何とか移動させるのですが、ちょっと動かすだけでもひどく痛がるため、触ってよい場所も限られており、毎回とても苦労して移動させていました。特に腰痛持ちのナースや体力のないナース、さらに首に手をかけてもらいながら移動させるため、首に爆弾を抱えているナースにとって、この移動作業はまさに重労働だったのです。しかも呼吸困難が強いにもかかわらず酸素を嫌がるので、ちょっと体を動かしただけですぐに息苦しくなり、そのつど「ちょっと待って、ちょっと待って」のオンパレードになります。移動後はしばらく息が上がり、また背中も痛くなるのでマッサージをしてほしいという要求が必ず伴います。ナースが背中をマッサージしながら、しばらく呼吸が整うまで待たなければ次の作業に移れないのです。

さらに、シャワーに行く前に必ず摘便をすることになっていました。彼女は神経麻痺の影響で排便の感覚がなく、毎回指を使って便を掻き出すという作業をしなければなりませんでした。シャワーチェアは腰掛け部分の真ん中に大きな穴が開いている椅子なので、ナースは半腰の姿勢になりながら、椅子の下から手を入れて便を掻き出すというとても不自然な姿勢で作業をしなければならず、ナースの体に大変負担を強いるものでした。

摘便が終わるとようやくシャワーです。もちろんシャワーのときも多くの注文がありました。かけ方やかける場所にもこだわりがあり、それらにもすべて配慮しながらシャワーをしなければなりませんでした。シャワーから戻ってきて再び椅子からベッドに移すときも、痛みと呼吸困難があるため、先ほどと同じ状況が再現されることになります。やっとの思いでベッドに横たわり、しばらくナースがいつものようにマッサージをしていると、疲れ果てた彼女は、そのまま眠りに落ちていくという、そんなパターンの繰り返しでした。ナースにとっては過酷な作業でしたが、彼女にとってはこのシャワーが一番のお気に入りであり、あれだけ口すぼめ呼吸をしていても、シャワーはどうだったかとたずねると「すごく気持ちよかった」と答えるのが常であり、しんどかったとは口が裂けても言いませんでした。

さらに彼女の要求はエスカレートしていきました。シャワーチェアに座っているときが一番楽だと以前から言っていたのですが、そのためか、週三回のシャワーのときはもちろんのこと、それ以外の日も毎日それに座って摘便をしてもらいたいと言い出したのです。ナースも、彼女が喜ぶのであればということで、それからは毎日椅子に移動させるのが日課になってしまいました。

信念を貫き通す

しかしこのような対応をし続けるナースの体力にも限界があります。そのため、どうすれば彼女の思いに寄り添いながらも、なおかつナースの負担も軽くできるのかについてみんなで話し合いを持つことにしました。ナースとしてはシャワーチェアへの移動回数をせめて以前のように週三日に減らすことができたならば、それだけでもずいぶんと負担が軽くなるということでした。そこで出た意見をもとに、今度は私が彼女との話に臨みました。最初は彼女の体の負担のことを考えると、もう少し椅子への移動回数を減らした方がいいと思うと提案したのですが、彼女は自分がシャワーチェアに座っているときが一番楽だし、移動も全くしんどくないと言い張り、その話には耳を貸そうとしませんでした。

そこで私は正直に言いました。

「実はナースの体にかなり負担がかかっていて、もしもここで一人でもナースが倒れると病棟が回らなくなり、そうなるとあなたのケアも十分してあげられなくなってしまうんです。だから可能な限り椅子への移動作業を少なくしたいと思っているんですけど、いかがでしょうか」

この説明で彼女は、今の状況を理解してくれました。

「そうやな、申し訳ないな」と言って、それ以降は週三回のシャワーの日以外は椅子への移動はしないということで納得してくれました。椅子への移動がない日で摘便が必要なときは、ベッド上で横になったままするということも了承してもらえました。これで最低限の彼女の要望には応えながらも、その一方でナースの希望も叶えることができ、ひとまずホッと胸をなで下ろしました。

しかしその後、彼女の状態は日に日に悪くなっていきました。亡くなる前日もお風呂に行きたいという希望があったため、いつものように移動してもらいシャワーを浴びてもらいました。亡くなる当日も血圧は五〇台まで低下し、体もずいぶんとつらかっただろうと思うのですが、それでも「大丈夫」の一点張りでした。亡くなる直前まで問いかけにも返答ができていましたし、薬や点滴もいらないと拒み続けていました。

彼女は最後の最後まで自分らしさを貫き通した人だったと思います。亡くなる直前までその思いははっきりとしていました。あまり薬は使わない、プラス思考で生き続ける、そんな思いを徹頭徹尾持ち続けていた人でした。母親の最後を看取った息子さんが病院を立ち去る際、挨拶がてらに残していった言葉がとても印象的でした。

「最後まで自分らしさを貫き通した母親を誇りに思います。自分らもその思いを励みに、これからもがんばっていきたいと思います」

この言葉が、彼女のすべてを物語っているような気がしました。

さて、この患者さんの場合、とにかくナースが大変でした。可能な限り本人の思いに寄り添ってあげたいという思いはあったものの、やはりそれにも限界があります。現実的には様々な問題が絡み合っていたので、すべてを本人の思い通りにするというわけにはいきませんでした。ですから患者さんの思いやスタッフの思い、病棟の状況など、全体のバランスを配慮しながら、どのようにしたら今の段階ですべての人が、これならよいと思える全体最適の対応ができるのかを常に考えていく必要がありました。

ただ今回の場合、それだけではとても対応しきれなかった側面がありました。それは彼女が一般の緩和ケアの患者さんとずいぶんと異なる考え方を持っていたという点です。ここまで極端に自分の苦痛症状を否定し、最後の最後まで大丈夫だと言い張れる患者さんはそう多くはありません。このような患者さんとかかわる場合、最も大切になるのが彼女と同じ視線の高さで物事を見たり考えたりすることができるかということです。ともすれば彼女の思いや言動は、偏った考え方に基づくわがままな振る舞いだと思われがちですが、それはあくまでこちら側の価値観を通して見える彼女の印象であって、本当の彼女などでは決してないのです。にもかかわらず、彼女に勝手に貼り付けたレッテルを見て、人は皆あれこれと言うものなのです。例えば、もっと薬を使って苦痛を取ってあげられたらどれだけ楽だったかわからない、と言う人もいるかもしれません。そんなに我慢する必要が一体どこにあるのだろうかと思う人もいるかもしれません。最後の貴重な時間を、生き続けるという非現実的な思いにしがみついて過ごすなんて、なんてもったいないことかと考える人もいるかもしれません。どのように思うかはその人個人の自由ですが、しかしそれらはすべて、医療者側の価値観に基づいた考えにすぎず、彼女の思いとは全く無関係な世界のものなのです。このような医療者視点で考え、判断し、行動する限り、このような患者さんとのかかわりはなかなか上手くいきません。そうではなくて、「この人はこのような考え方を持っている人なんだ」という視点で、まずは相手の思いを受け止める姿勢が大切なのです。その視点がないと、患者さんとはどうしても意見が合わないため、しばしばぶつかり合うことになり、かかわりが極めて困難になってしまうのです。

世の中にはいろいろな人がいます。すべての人が同じ価値観を持っているわけではありません。相手の価値観を理解できるからこそ、こちらの価値観も理解してもらえるのです。それが、いろいろな異なるタイプの患者さんと上手にかかわるためのポイントだと思います。彼女には彼女のスタイルがありました。彼女は最後まで自分らしさを貫徹した人だと言えましょう。痛かろうが、苦しかろうが、決して弱音を吐かず、あくまでも前を見て生きていたのです。それが彼女の生き方なのです。最後の時間を苦痛なく過ごせることを望む人はたくさんいます。しかし最後まで生き続けることを信じ、苦痛に耐えながらがんばりたいと思っている人もまたいるのです。そのような人は、遺言は残せないかもしれませんし、お墓の話もできないかもしれません。「今までありがとう、自分は本当に幸せだった」と、愛する家族に感謝の言葉を伝えることもできないかもしれません。しかしだからと言って、それは不幸なことだと誰が言い切れるでしょうか。私はそうは思いません。実際、彼女はありがとうやごめんなさいという言葉は残せなかったかもしれませんが、彼女の生き様は、二人の子どもたちの心の中にしっかりと刻み込まれていました。それは家族に対する「ありがとう」という言葉に勝るとも劣らぬ重みがあるのではないでしょうか。私はこの患者さんを通してそんなことを思いました。

第二章

緩和ケアへの素朴な疑問

緩和ケアで治療的かかわりをしてはいけないのでしょうか？

緩和ケアでは、通常がんを治すことを目的とした治療は行いません。そのような治療は一般の外科や内科で行われ、緩和ケアは、その患者さんの痛みをはじめとする身体的苦痛や、今後のことに対する不安や落ち込み、さらには経済的なことや介護の問題など、患者さんやその家族が直面する様々な苦痛や問題に対処し、少しでも充実した、その人らしい生き方ができるようにサポートしていくところなのです。

もっとも緩和ケアを受診する患者さんは、他の臓器にも転移が広がり、抗がん剤治療を続けている一部の患者さん以外は、すでに手術や化学療法といった治療ができない状態になっている場合がほとんどです。このような状況で治療をするのは、逆に命を縮め、苦しみを増大させるだけであり、治療する意味がないどころか、かえって患者さんに不利益をもたらす結果になってしまいます。そのためやむを得ず治療は中止され、今後は苦痛を和らげることを中心とした緩和ケアでのかかわりに重きが置かれるようになっていくわけです。

ところが、そのような状況であることを頭では十分に理解していても、やはりなかなかあきらめきれないというのが人間です。もちろん八十代、九十代の高齢者であれば、もう十分に長生きしたので、あとはバタバタせずに、楽にスーッと逝かせてほしいと言われる方も多いので、このような患者さんは別段問題になることはありません。しかし中には、まだあきらめたくない、何とか治療を続けてほしいと思っている患者さんが少なからずいるのも事実です。特に四十代、五十代の働き盛りの人や、退職してこれからはゆっくり余生を過ごせると思っていた六十代前半の人などは、すでに治療困難な状態であるという事実を通常は容易に受け入れることなどできません。ましてや二十代、三十代の若い人たちであればなおさらのことで、最後まであきらめずに治療を続けてほしいと思うのは、本人はもちろんのこと、両親や家族も同様の思いを持つのはごく当然のことです。

しかし現実には医学的な治療はできないので、本人の思いとは裏腹に苦痛の緩和に終始するのが一般的です。緩和ケアの目的が治療ではなく、苦痛を和らげることにあるのですから、これもまた当然のことと言えるのかもしれません。

でも私は、ここでいつも疑問に思ってしまうのです。緩和ケアはできるだけ患者さんの思いに寄り添い、心理的な苦痛などにも積極的に対処していくことを理念に掲げているにもかかわらず、まだあきらめたくないという患者さんの悲痛な心の叫びには、どうしてあまり耳を傾けてくれないのでしょうか。

治療的かかわりが心のケアになる

もちろん手術や抗がん剤治療ができないことはわかっていますし、また巷で流行っているがんが治るといった類の健康食品や各種代替療法にも、末期がんの患者さんへの有効性が証明されているものなどないこともわかっています。でも目の前の患者さんが藁にもすがる思いで、「何とかならないんでしょうか、まだあきらめられないんです！」と懇願する姿を見ていると、何とかこの患者さんの思いを受け止めてあげたいという思いになってしまうのです。そうであれば、西洋医学的治療はできなくても、せめて治療的と言われるようなかかわりくらいはしてあげてもよいのではないでしょうか。がんに効くとか効かないとか、こんなことやっても意味がないとかではなく、何かしらの形で治療的かかわりを続けてあげることで、患者さんのあきらめきれないという苦悩を少しでも和らげることができるのであれば、またほんのわずかであったとしても、そこに希望をもたらすことができるのであれば、それは緩和ケアでいうところの精神的苦痛を和らげることであり、十分立派な心のケアになるのではないのでしょうか。

医療者の中には、がんがよくなるなどという非現実的な思いに無駄な時間を費やすのではなく、もっと真正面から現実を見つめ、残された時間を有意義に過ごすべきだと考えている人もいます。確かに緩和ケアの理想からすればそうなのかもしれませんが、目の前にいる患者さんは、少なくともそういう思いが持てない状態なのですから、理想論を押しつけるのではなく、まずはその患者さんの思いに寄り添い、治療的かかわりを模索していくという方が、緩和ケアとしての本来のかかわり方なのではないのかという気がするのです。

緩和ケアで、がんを治すための治療をしないということと、治療的かかわりをしないということとは全く別のことだと思っています。前者は身体の治療であり、後者は心のケアなのです。ところが、まだあきらめきれない、最後まで可能性を信じたい、という思いを持った末期がんの患者さんが緩和ケアを訪れると、あまりよい顔をされません。中には、「まだ治療を希望されているのであれば、緩和ケアではなく治療をしてくれる病院に行って下さい」と冷たくあしらわれてしまったという患者さんもいました。病院にもそれぞれの理由があるのでしょうが、宗教や思想、経済的な理由から患者さんを拒んではいけないというルールが緩和ケアにはあるのに、最後まで希望を持ち続けたいとか、よくなる可能性をあきらめたくないという患者さんは拒まれてしまうという現実は少々残念な気がするのです。

代替療法にすがるのはいけないのでしょうか？

現在、末期がんと言われている患者さんの約半数が何かしらの代替療法をしていると言われています。ここで言う代替療法とは主にアガリクスやプロポリスなどの健康食品や免疫療法、温熱療法など、がんを治すとは言わないまでも、少しでも進行を抑えるという意味合いで使われているものを指します。当然のことながらこれらが末期がんに効くという医学的な根拠はありませんし、中には明らかに人の弱みにつけ込んでお金をふんだくるといった類の悪徳商法もあるのは事実です。しかし、これらの代替療法を一生懸命に続けている人はたくさんいますし、まさに代替療法にすがっているという状態の人もいます。医者からすれば、このような患者さんは、上手く騙されてお金を巻き上げられている気の毒な人に見えるのかもしれません。確かに月々何十万も代替療法にお金をつぎ込んでいる患者さんを見ると、そんな思いを持つのも致し方ないのかなあ、という気もします。

西洋医学的治療ができなくなった患者さんの中で、それでもまだあきらめたくないという思いを持っている人の多くは、この代替療法に希望や可能性を見出そうとします。では、このような代替療法にすがる患者さんは気の毒な人なのでしょうか、間違ったことをしている人なのでしょうか。そもそも代替療法などにすがるべきではないのでしょうか。私は決してそうとは思いません。医者からもう治療法はありません、と言われたら誰だってショックを受けます。治療法がないということは、あとは段々とがんが進行し、次第に死に近づいていき、最終的には亡くなるということを意味しています。この現実を受け入れ、残された時間を有意義に過ごそうと思える人はそれでよいと思います。でも、そう思える人ばかりではありません。何とかならないのだろうかと嘆き苦しみ、最後の抵抗を試みる人がいても全く不思議ではありません。その抵抗の手段のひとつが代替療法なのです。こんなことにすがってもダメかもしれない、と思いながらも、やはりすがらざるを得ないのです。それが人間なのではないでしょうか。このような人たちを誰が責めることができるでしょうか。

人間、誰でも元気なときは冷静に物事を考え、代替療法などに頼るようなことは決してないと思うかもしれません。しかしいざ自分が死に直面するような状況になったときに、果たしてどれくらいの人が代替療法などには決して救いを求めないと言い切ることができるでしょうか。やはり、ダメもとで試してみようとか、気休めにしかならないかもしれないが、やるだけでもやってみようとか思う人が少なからずいるのではないでしょうか。人は皆、心のどこかに弱さを持っています。いざというときには何かにすがりたいという思いが出てきても全く不思議ではありません。それが代替療法であったとしても何ら構わないのではないでしょうか。

また、ことさらお金の問題を指摘する人もいます。効くという保証もない代替療法に何十万、何百万ものお金をかけるのは、大金をドブに捨てるようなものだと言う人もいます。しかしその人が何にお金をかけようが、その人の自由ではないでしょうか。自分がそこにお金をかける価値があると判断したからこそお金をかけるわけであり、他人から見たら全くの無駄金だと思えるようなものであったとしても、その人にとっては価値があると思っているのですから、それは他人がとやかく言う筋合いのものではありません。もちろん法外なお金を取るような悪徳商法に引っかかっているとか、借金をしてまで代替療法にお金をつぎ込んでいるような場合には、それなりに忠告はすべきでしょうが、そうでないならば、そんなことにお金をかけるのは無駄だなどというこちら側の価値観を押しつけるようなことはすべきでないと思っています。

趣味の自動車やバイク、コレクターグッズに大金をつぎ込む人はたくさんいます。そんなことにお金をつぎ込んで何の意味があるの、と言う人もいるかもしれませんが、その人がそこに楽しみや喜びを見出しているのであれば、それはそれでよいのではないでしょうか。代替療法も同じです。そこに期待や希望、安堵感を見出すことができるのであれば、そこにお金をかけることは、必ずしも無駄なことだとは言えないはずです。

一泊五万円以上もする個室に入院し、一ヵ月百五十万、二百万のお金を払ったとしても、誰も大金をドブに捨てたとは言わないでしょうし、病院に騙された気の毒な人だとも言わないでしょう。何にお金をかけるかは、その人の価値観や考え方、そこにどれくらいの喜びを見出せるかによって異なるのです。その点を考えたならば、代替療法にお金をかけることを一概に問題だとは言い切れないのではないでしょうか。

末期がんの患者さんはもうよくならないのでしょうか?

実は、私が心療内科医になろうと決意するきっかけになったのが、まさにこの、末期がんがよくなるということは本当にないのだろうかという疑問からでした。以前よりがんの自然治癒に関して漠然とした興味を持っていた私は、それを学問として研究している人たちが心療内科にいることを知り、とても興味を覚えました。そのため心療内科の道に進み、当時がんの自然治癒の研究に取り組んでいた中川俊二先生や、心身医学の草分け的存在である池見酉次郎先生らとお会いし、いろいろなお話を聴かせてもらいました。中川先生は日本心身医学会でがんの自然治癒の新たな症例を毎年発表しており、最後の学会でも確か八十数例目になる症例を発表していたのを覚えています。

また、現在北海道大学大学院文学研究科准教授の小田博志先生もかつてドイツに留学していたときに、がんが自然に縮小ないし消滅した十二人の患者さんにインタビューをし、何ががんを縮小させたのかというテーマの研究に取り組んでいました。さらに世界中の医学雑誌に報告されているがんの自然治癒の論文をまとめた「SPONTANEOUS REMISSION」という本も出版されており、それには千以上の症例が載っていますし、今もなお世界中で毎年多くの症例が発表され続けています。

また私が、がん患者さんのグループ療法をやっていたときにも、がんが消えてなくなってしまったという体験をされた患者さんを毎回ゲストとしてお招きし、その体験についていろいろと語ってもらうということをしていました。緩和ケアに移ってからも、すでに千人以上の患者さんを診ていますが、その中には上顎がんの肺転移が七年以上もの間、そのままの状態でとどまっている患者さんや、十数個の再々発した肝臓がんが消え、三年以上経った今でも元気にしている患者さんもいます。

このように、末期がんが消えてしまったり、あるときから進行が止まってしまったりする患者さんは実は結構いるのです。このような人に数多く会っている私にしてみれば、末期がんが消えてしまうということはしばしば起こることとは言えないまでも、決して起こりえないようなことでもありません。自分の体験からしても、一般的に考えられているよりもはるかに多い頻度で起こりうるものだと思っています。

ところが一般の医者はそうは思っていません。医学の常識ではがんが自然に治るなどということは信じがたい事実です。ただ、がん医療に十年や二十年かかわっている医者であれば、治療困難になった末期がんの患者さんが、予想に反して思いの他長生きしたという例を一人や二人は体験していると思います。しかしそのようなことはあくまでも例外であり、あまり興味を持たれることはありません。せいぜい「不思議なこともあるんだなあ」と一瞬話題にのぼるくらいで、あとはすぐに忘れ去られてしまうのが一般的です。中には、たとえ目の前にそのような患者さんがいたとしても、そんなこと起こるはずがないと頭から否定する医者もいます。実際、私のところに紹介された、末期の肝臓がんが消えてしまった患者さんの前主治医は、その事実を見て「確かに今はＣＴでもエコーでも見えないが、しかし目に見えないレベルでがんは必ずあるはずだ」と患者さんに言い張ったそうです。まるで、がんが消えてしまっては困るかのような口ぶりです。自分の信じていることの方が正しいと思いたい気持ちはよくわかりますが、医者も科学者だというのであれば、もう少し先入観なしに事実を客観的に見る目を持ってもらいたいのですが……。

がんの自然治癒については、第六章で様々な症例を紹介しながらさらに詳しく述べたいと思います。

死から目を背けようとしてはいけないのでしょうか？

緩和ケアでかかわるがん患者さんのほとんどが終末期の方です。つまり半年以内に亡くなる方が大半を占めています。そんな患者さんの多くは自分の死がもう間近に迫っているということはうすうす感じています。ただ、そのことをはっきりと言葉で表現できる人もいれば、自分の死に敢えて目を向けようとしない人もいます。中には、あとどれくらい生きられるのかをはっきりと教えてほしいと言ってくる患者さんもいます。人それぞれ、生きてきた年数も違えば歩んできた道のりも違います。当然のことながら、自分の死をどう受け止めるのかということも十人十色です。

ただ、緩和ケア病棟で最も一般的に見られる光景は、自分の死が近づいていることを感じてはいながらも、無理にそれを意識することなく、時の流れに身を任せながら一日一日を淡々と過ごしつつ最後を迎えるというケースです。人は誰でも死への不安や恐怖というものを少なからず持っています。そのため、死についてはあまり考えたくないという潜在的な思いがあることは容易に想像できます。その思いがこのような形で、死への不安に上手く対応してくれているのかもしれません。

そんな自然の流れに身をゆだねるような過ごし方をしている患者さんに対して、「自分の死から目を背け、人生の最後の時間なのにそんな無為な過ごし方をしてもよいのか」などと言って非難する人など誰もいません。最後の時間だからと言って何か特別なことをしなければならないわけではありません。今まで過ごしてきたのと同じように、ごくごく平凡に過ごしながら穏やかに最後を迎えるというのは、日本人にとって理想的な死に方のひとつではないかと私は思っています。

また、迫り来る自分の死をやり過ごすどころか、「まだ大丈夫、きっとよくなる」と自分に言い聞かせるようにして、意識的に死に目を向けないようにしている患者さんもいます。以前、主治医に今の病状を説明され、もう、そう長くはないとはっきり言われているにもかかわらず、一年も二年も先のことを周囲の人にしきりに語っている患者さんがいました。もちろん自分はそう長くは生きられないことも十分にわかっていました。でもそう簡単にあきらめたくはないという思いも持っていました。自分はまだ生きられる、大丈夫だと信じたかったのです。だからこそ敢えて将来のことを語ることで、自分の死についてあえて目を向けないようにしていたのです。主治医は、この患者さんを見て、全く現実を受け入れることができない人だと言っていました。言動だけから判断すれば、そのように思われても仕方ありません。でも自分の死という現実から目をそらし、実現できないかもしれない将来の夢や希望に目を向けながら今を生きていくというのはそんなにいけないことなのでしょうか。

間近に迫っている自分の死に敢えて目を向けないという姿勢は、代替療法に懸命になっている患者さんにも見受けられます。当然のことながら、まだ死にたくない、何とか元気になりたいという思いを持っており、そのため必死になって代替療法に取り組んでいるのです。主治医からすれば、「この患者さんは効きもしない治療に執着することで、現実に向き合うことから逃避しようとしている」と見えてしまうのかもしれません。よくなることを信じ、希望を持ちながら一日一日を懸命に生きていこうとするのが、そんなに問題なのでしょうか。現実に目を向けずそこから逃れようとするのは、そんなにいけないことなのでしょうか。

自分の死を真正面から見据え、残された人生の時間を有意義に過ごそうと思える人は、そのようにすればよいと思います。でもいつもと変わらぬ日々の延長線上に穏やかな死があってもいっこうに構わないと思いますし、また敢えて死から目を背けるために、遠い未来に希望や可能性を見出したり、代替療法に最後の希望を託したりしながら亡くなっていくのもよいのではないでしょうか。誰にとっても死は怖いものです。死から目をそらすというのは、ややもすればその不安や恐怖に押しつぶされそうになる自分を、そこから守るためのごく自然な対処法なのです。だからこそ「自分の死をしっかりと受け止め、残された時間を悔いのないように精一杯生きることが大切だ」という言葉を耳にするたびに、この世は聖人君子ばかりではないのだから、あまりきれい事や理想論ばかりを並べ立てないでほしいと思ってしまうのです。少なくとも私のような凡人には、そのような立派な思いを持って最後の時間を過ごすなんて、とてもできそうにないなあと、そんな思いになってしまうのです。

痛みを我慢してはいけないのでしょうか？

がんの痛みを取り除くというのは緩和ケアの最も得意とするところです。もちろんすべての患者さんの痛みを取ることは難しいのですが、それでも八割方の痛みは取ることが可能だと言ってもよいかと思います。通常の鎮痛剤はもちろんのこと、モルヒネをはじめとする各種医療用麻薬もありますし、貼り薬の痛み止めもあります。それでも効かない痛みに対しては抗うつ剤や抗てんかん薬といった薬を併用するという、ちょっとしたテクニックもありますし、薬以外にも放射線療法や神経ブロックという方法もあります。このように様々な手段やテクニックを用いて、総力戦でがんの痛みに取り組んでいこうというのが緩和ケアのやり方です。

もちろん患者さんにとって、痛みは苦痛以外の何ものでもありません。痛みなどない方がよいに決まっています。実際、今まで眉間にしわをよせ、痛みで苦しんでいた患者さんが痛みから解放され、満面に笑みがこぼれるのを見ると、痛みがないことの大切さを痛感せずにはいられません。だからこそ患者さんの痛みは積極的に取ってあげた方がよいと思うのです。

しかしその一方で、明らかに痛みがあると思われるのに我慢している人もいます。私たちが「痛いですか?」とたずねても、「大丈夫です」と答えるのです。確かに顔はゆがんでいるので、きっと痛いのだろうとは思うのですが、本人は大丈夫だと言い張るので、そのようなときはひとまず引き下がらざるを得ません。お年寄りの患者さんだと、もしかしたら昔ながらの日本人気質が身についていて、ちょっとの痛みくらいで泣き言を言うべきではない、これくらいだったら我慢すべきだ、といった思いから痛みを我慢している人もいるのかもしれません。

また、そんな精神論を持ち出さなくても、ただ単に薬が嫌いだからなるべく飲みたくないという人もいます。中には、モルヒネに対する誤解から痛み止めを使いたくないという人もいますが、この場合はモルヒネを飲んで依存症になったり廃人になったりすることはないということをしっかり説明し、その誤解が解ければちゃんと薬を飲んでくれるようになるので、さほど問題にはなりません。そうではなくて、もともと薬そのものが嫌いだとか、なるべく薬に頼るのではなく自分の力で治したいと思っている人たちが患者さんの中にはいるのです。この人たちは明らかに薬を飲むのを嫌がります。ですから、痛いと言えば薬を勧められてしまうことはわかっているので、たとえ痛くても大丈夫ですと言い張るのです。昔、薬を飲んでとてもつらい体験をしたとか、小さい頃から両親に薬は毒だからできるだけ飲まないようにしなさいと教えられてきたとか、理由は様々でしょうが、とにかく誰が何と言おうと薬は嫌いなのです。

ところが緩和ケアでは、どんな患者さんに対しても「痛みを我慢する必要はありませんよ」としきりに言います。これは、患者さんがどれだけ痛みを訴えようが、それに対して十分に対応できる技術や知識を持っているという自信の表れなのかもしれません。だからこそ、「我慢などせずにどんどん遠慮なく言ってきて下さいね」と言えるのだと思います。それはそれでよいのですが、ただ、ときにその自信が強引さに変わってしまう場合があるのではないかと、ふと思うことがあるのです。

患者さんに医療者の常識を押しつけない

痛みを一刻も早く取ってほしい、と思っている患者さんにとって緩和ケアは本当にありがたい存在だと思います。しかし先に述べたように、少しぐらいの痛みなら我慢するのが当たり前だと思っている患者さんにとっては、緩和ケアの痛みへのかかわりは、逆に大きなお世話になっている可能性があるのではないでしょうか。つまり、これくらいの痛みなら我慢しようと思っている患者さんに、しつこく「痛くはないですか」「我慢する必要はないですよ」「痛かったら言って下さいね」と言い続けるのは、ちょっとお節介が過ぎると思うのです。ちょっとオーバーな言い方をするならば、まるで警察官の取り調べのように、患者さんが正直に痛いと白状するまでは何度でも繰り返し聞き続けてやると強く心に誓っているかのように感じてしまうのです。実際にはそこまでしつこく聞く人などいないでしょうが、でも思いやり精神の強い医者やナースは、患者さんに優しく接しながらも、何とか「実は痛いです」という言葉を引きだそうと、誘導的な質問を繰り返すといった程度のことならば結構しているのではないかという気がするのです。

もちろん、これらは悪気があって言っているわけではなく、誰もが患者さんのことを思って言っていることは十分にわかっています。また、そうやって痛み止めを使い始めたとしても、使ったら使ったで痛みが取れるので、「こんなに楽になるのならもっと早く薬を飲むべきだった」と言う患者さんも少なくありません。ですから、このようなかかわり方が必ずしもいけないと言っているわけではありません。

ただ私は、医療者の価値観や常識をあまり押しつけるべきではないという考えを持っているので、痛みを我慢している患者さんがいたならば、痛み止めを使った方が楽になるという話はしますが、それでも飲むのを渋るようであればあまり深追いはせず、そのまましばらく見守るというかかわりの方がよいのではないかと思っているのです。中には、医者には大丈夫だと言いながら、ナースには「痛い、痛い」と言う患者さんもいます。この場合は、痛いので早く薬が欲しいという意味ではなく、薬は飲みたくないが、痛みに耐えながらがんばっている自分は認めてほしい、というメッセージとして痛いと言っている場合もしばしばあるのではないでしょうか。そうであるならば患者さんのそばに行って、「つらいのによくがんばっていますよね」と声かけをしながら、しばらくさすってあげたりしているだけで、また落ち着いてくることも少なくありません。

バランスが重要

ただし、たいていの場合は痛みを我慢するのもどこかで限界が来ます。そのときはまた痛み止めを飲むことを提案すればよいのです。そうすれば今度はすんなりと受け入れられ、薬を飲んでくれる場合がほとんどです。最初に患者さんの意向を受け入れておけば、次はこちらの意向を受け入れてくれる可能性がずっと高くなるからです。もちろん最後まで痛み止めを拒否する人もいますが、それはその人の価値観であり、最後まで痛みを我慢できるだけの強さを持った患者さんなのですから、大いにそのがんばりを認め、称えてあげたらよいのではないでしょうか。痛みを我慢し続けるというのは、普通の人にはなかなかできることではないのですから。

ところが、このようなとことん我慢する患者さんに出くわすと、なんて強情な人なんだろうと思ってしまう医療者も中にはいます。このような人たちは、患者さんの立場から物事を見るという視点を忘れている人たちです。私たちはついつい医学の常識が正しい、自分の考えが正しいと思ってしまいがちです。そこには、正しいことなのだから当然あなたもそれに従うべきだという、ちょっと傲慢な心が潜んでいるのです。それは医療者の価値観を知らず知らずのうちに患者さんに押しつけようとする言動へとつながっていきます。それがお節介レベルならまだしも、ときに慢心レベルにまでなってしまうとこれは問題です。痛みを我慢している患者さんを見て、痛みを我慢するなんてバカじゃない！（関西風なら、アホちゃう！）といった思いが湧き上がってきたならば、これは明らかに高慢さの表れであり、いつのまにか医療者としての驕りの気持ちが出てきて、上から目線で患者さんを見ている証です。そんなことにならないよう、私たちは常日頃から、医療者の価値観からではなく患者さんの価値観から物事を見る訓練をしていく必要があると言えましょう。しかし、これは言うのは簡単ですが、実際に行うのはなかなか難しいことなのです。

例えば、患者さんが苦痛に顔をゆがめているのを見ていられないという心優しいナースはたくさんいます。当然、何とかしてあげたいと思うのは緩和ケアにかかわる者だけでなく、家族も同様の思いを持っています。ただ、この場合も同じことが言えます。苦しんでいる本人はどう思っているのかということです。ここでも痛みを我慢して苦しがっている姿を見るのが忍びないと思ってしまうと、つい薬を使って楽にしてあげたいと思ってしまうのですが、見ているのがつらいのは医療者側や家族の方であり、患者さんの視点ではありません。医療者のつらさを取り除くために、患者さんを説得して何とか痛み止めの薬を飲ませようとするのは、結局、医療者目線からの行動なのです。もしも患者さんの思いを大切にするというのであれば無理強いは禁物です。あくまで薬は使いたくない、痛くても我慢するというのであれば、もうしばらくその状況を見守らざるを得ないのです。さもなければ薬以外の方法、例えばマッサージとかリラクセーションとかいった方法で対応せざるを得ないのです。苦しんでいるのを見ているのはつらいですが、ここは少し時間をかけ、時期やタイミングを見て再度、薬を使うかどうかを提案するという方が、患者さんの思いに寄り添ったかかわりだと思うのです。

もちろん第一章で紹介した患者さんのように、薬を使いたくないがためにとことん痛みを我慢する一方で、痛みのためナースのケアにも大きな支障や悪影響が出てくるという場合もあります。このように明らかに患者さんが痛みを我慢することで、周囲の者に迷惑がかかる事態になっているならば、これは再検討が必要になります。場合によっては患者さんに敢えて痛み止めを使ってもらうように話をすることも必要になるかもしれません。要するに、このへんはバランスの問題です。あくまでも患者さんの思いに寄り添いながら、常に全体のバランスにも配慮するという姿勢が大切なのです。

日々、痛みのコントロールをするのが当たり前になっている緩和ケアにおいて、時々痛みを我慢する患者さんに出くわすと、いろいろと考えさせられることがあります。患者さんが我慢するからには、そこにはそれなりの理由があるはずです。すぐに薬で痛みを抑え込もうとする前に、まずは患者さんの思いに目を向け、話を聞いてあげることの方が大切なのではないでしょうか。それでもなお我慢するというのであれば、その思いを大切にしてあげればよいのです。痛みは取るべきだという医療者の価値観に基づき、気が進まない患者さんを言葉巧みに説得して、薬で痛みを抑え込もうとするのは、最後の最後までとことん抗がん剤でがんを抑え込もうとする発想とどこか相通ずるような気がして、私には今ひとつしっくりこないものがあるのです。

患者さんにアドバイスをしてはいけないのでしょうか？

医療現場ではもちろんのこと、緩和ケアでも患者さんとのコミュニケーションはとても重要なことです。それにより患者さんが何を思い、何を希望しているのかを知ることができますし、また悩みや苦悩を理解し、それを受け止め共感することで、患者さんの心もずいぶんと楽になるからです。ときには医療者も必要な情報を提供したりアドバイスを与えたりすることもありますし、それにより患者さんも安心したり希望が持てたりします。

例えば患者さんに「最後はどうなるんでしょうか？　苦しむんでしょうか？」といった質問をされることがよくあります。がんで亡くなる場合、最後はとても苦しむのではないかという思いを漠然と抱いている人にとって、これはかなり心配なことなのです。そんなときに、患者さんをたくさん看取った経験のある医者から「人は段々と食事ができなくなり衰弱していきます。それに伴って様々な苦痛が出てくることもありますが、それにはしっかりと対処しますので、あまり苦痛を感じることはありません。そのうちに段々と意識も下がってくるので、最後は苦しむことなく眠るように旅立たれます。緩和ケアではそんな最後を迎える方がほとんどです」と説明されると、患者さんはとても安心するものです。

このように患者さんの話を十分に聴きながらも、その一方では必要に応じて医療者からもいろいろな話をすることで双方向的なコミュニケーションが成り立ち、安心感や信頼感が生まれてくるのです。もちろん医療者がしゃべりまくるような態度は問題ですが、患者さんの話を聴きながらこちらも適切な質問をし、その答えに応じてまた話をするといったごく自然な言葉のキャッチボールが医療現場でも必要なことは言うまでもありません。

もちろん、患者さんも様々な悩みや問題を抱えており、ときにはこの張り裂けんばかりの思いをとにかく聴いてもらいたい！という場合もあります。そんなときには、腰を据えてじっくりと話を聴いてあげることも必要です。この場合はあまり医療者があれこれ言う必要はありません。こちらが余計なことを言うと、患者さんの吐き出したいという思いに水を差すことになってしまいます。思いを十分に吐き出してもらうことで、患者さんの気持ちもずいぶんと落ち着いてくるので、そうすればまた前を向いて歩んでいこうという気にもなってくるのです。

このように、医療者が中心になって話をすることもあれば、逆にじっくりと話を聴く側に回ることもあります。また、患者さんのタイプによってもこちらのかかわり方は変わってきます。じっくりと話を聴くことにしようと思っていても、自分の思いをあまり語るのが得意ではない患者さんもいれば、あれこれと考えるのが苦手な患者さんもいます。そんな場合には、話を聴くことを主眼に置きながらも、医療者からの適度な介入も必要になってきます。何かちょっとした考えるヒントを提供することで患者さんの語りが一気に進み、これがきっかけとなり悩んでいた問題が解決につながるという経験はよくあります。つまり患者さんの悩みに対処するためには、このような臨機応変なかかわりやコミュニケーションが必要だということです。

ところが、緩和ケアの世界では傾聴ということばかりが強調され、医療者側からあれこれ質問をしたり、話をしたりすることはあまりよくないという雰囲気があるのです。特に、患者さんが難しい問題を抱え、大いに苦悩しているような場合には、ひたすら話を聴くことが大切であり、そこには余計な口を挟むべきではないという暗黙のルールのようなものがあるのです。心療内科医として十数年の間、様々な問題を抱えた患者さんに対して、多種多様な心理的アプローチを使いながらかかわりをしてきた私にとって、緩和ケアの世界におけるこのような、患者さんの話をひたすら聴くだけで、医療者からはあまり多くを語らないという一方通行的なかかわりにはとても違和感を覚えました。

なぜ、このようなことになってしまったのでしょうか。それはカウンセリングの手法を医療の中に取り入れたことが多分に影響しているのではないかと思っています。患者さんの話をよく聴くということ、つまり傾聴という技法はカウンセリングの中心をなすものであり、これをそのまま医療現場に持ち込んできたのです。心の問題を扱うプロがカウンセラーなのだから、その専門家がしているのと同じことをすれば、がん患者さんの心の問題にも対応できるはずだと考えたのかもしれません。

カウンセリングの話を持ち出すまでもなく、患者さんの話をよく聴くというのはコミュニケーションの基本であり、医療分野においても必要不可欠であることは言うまでもありません。ただ問題だと思うのは、カウンセリングの中心をなす話の聴き方の技術、つまり受容や共感の思いを持って話を傾聴するといったスキルばかりが強調され、医療現場で本来必要な双方向的コミュニケーションの必要性があまり言われないことです。

私としてはこの風潮はとても不自然に思えてなりません。もっともカウンセリングの世界では、クライエント（心理の世界では患者ではなく「クライエント」と呼びます）の話を傾聴し、カウンセラーは余計なことを言わないというのがごく一般的なカウンセリングのスタイルであり、学派によっても多少の違いはあるものの、通常はカウンセラーがあれこれ言うのは不適切であると考えられているようです。導入もとであるカウンセリングがそのような考え方を持っている以上、医療現場においても同様の考え方がそのまま取り入れられたとしても全く不思議なことではありません。そのため医療分野、特に緩和ケアの世界では傾聴が重要視され、医療者が介入するのは適切なかかわり方ではないといった考えが浸透してきたのかもしれません。

しかし、ここでもう一度考えてほしいことがあります。カウンセラーは心の問題を扱うプロだということには間違いありませんが、実はカウンセラー以外にも心の問題を扱う専門家はたくさんいるのです。いわゆる各種心理療法を専門にしているセラピストです。心理療法にはたくさんの種類があり、その数は優に百を超えます。精神分析療法や認知行動療法といった有名なものの他にも、システムズアプローチやブリーフセラピー、ナラティブセラピーといった近年盛んに行われるようになった心理療法もあります。また森田療法や内観療法といった日本で開発された心理療法もあります。つまり心のケアの方法には様々な考え方や方法論があり、カウンセリングはそのひとつにすぎないのです。もちろんどのような心理療法を行うにせよ、まずはクライエントの話を十分に聴くということは共通しています。その上でどのようにしてクライエントの抱える問題を解決していくのかというその介入の仕方については、セラピストの考え方やアプローチの仕方によって大きく異なります。

ですから、患者さんの話を十分に聴くというのはとても大切なことですが、だからと言って医療者の方から患者さんに対して話をしたり介入をしたりしてはいけないというわけではないのです。もちろん医療者の考えを押しつけるようなかかわり方は適切だとは思いませんが、ある程度の双方向的なやりとりをすることで、少しでも患者さんの心の重荷が軽くなるのであれば、それは何の問題もないのではないでしょうか。それどころか、ただ傾聴するだけでは患者さんの思いが堂々巡りになってしまい、いっこうに埒が明かないような場合には、医療者の適切な介入があることで、その悪循環の輪が外れ、患者さんも新たな方向性を見つけ、気持ちがとても楽になるということはよくあります。ですから、傾聴することに囚われすぎず、普通にお互いが語り合いながら患者さんの話を聴き、そして医療者も必要に応じて話をするといった双方向的コミュニケーションを通して、患者さんとのやりとりをしていくのが最も医療現場に即したかかわり方だと思うのです。

ただし、そのためには傾聴のみならず、気持ちが楽になったり問題解決のヒントが見つかるような質問の仕方や、どのような視点や切り口で患者さんに話しかけたり提案したりしたらよいのかという、その考え方や方法論についてもある程度学ぶ必要があることは言うまでもありません。そのような本当の意味でのコミュニケーションスキルを身につけることができたならば、患者さんの思いを最大限に引き出し、また問題や苦悩を解決するための有効なやりとりができるようになるので、それは患者さんにとっても、また医療者にとっても有意義なことだと思っています。

第三章　「安らぎ」を求めて

まずは身体的苦痛を和らげる

これは緩和ケアの基本中の基本です。痛みや身体のだるさ、食欲不振、腹部不快感、吐き気、息苦しさといった症状は、状態が悪くなっているがん患者さんにはごく普通に見られる症状です。これらの身体的苦痛がある場合、気持ちに余裕が持てなくなるため、こんなにつらい(関西では「しんどい」が一般的です)のなら、もう早く逝きたいと言う人も少なくありません。耐えがたい痛みなどの場合は特にそうであり、「もういいから、あとはスーッと楽にして下さい」と懇願されたことは一度や二度ではありません。それくらい気持ちも切羽詰まった状況に追い詰められてしまうのです。ところが、それに対してモルヒネなどの薬で対応すると、数時間後には痛みは楽になります。そうなると、今までの苦痛が嘘のようになくなり、安堵感と同時に心にも少し余裕が出てきます。今まではテレビを見る余裕がないのはもちろんのこと、夜眠ることさえままならなかったのに、痛みがなくなったことによって、久しぶりに夜眠れたと、とても喜んで次の日の回診時に報告してくれた患者さんは今までに何人もいました。

このように、痛みがあるとないとでは、心の状態に雲泥の差があるのです。ですから、本人が何とかしてほしいと思っている苦痛症状をできるだけ積極的に取ってあげることは、身体的苦痛を和らげるということはもちろんですが、心のケアという意味でも必要不可欠なことなのです。

苦痛を和らげる手段はたくさんある

この際にしばしば使用するのが医療用麻薬、つまりモルヒネをはじめとする麻薬系の薬剤です。今は錠剤や注射薬をはじめ、水薬や貼り薬など多種多様なものがあり、とても使いやすくなってきています。患者さんの状態に応じて様々な投与の仕方ができるので、薬を飲むことができないような患者さんでも問題なく対処することが可能です。

ただその際、患者さんはよく、モルヒネを使い始めるとどんどん量が増え、依存性が出てきたり中毒になったりするのではないかとか、使いすぎることで命を縮めてしまうのではないかといったことを心配されます。しかしこれらは犯罪で使われる麻薬のイメージからくる誤解であり、がんの痛みを抑える目的で適切な量を使う限り、実際には依存や中毒の問題が出てくることはほとんどありません。

また、モルヒネは最後の手段だと思っている人も意外と多くいるのですが、これもそんなことはありません。モルヒネが効かなくても他の薬剤と組み合わせたり、他の医療用麻薬に変更したりすることで痛みを軽減することは十分に可能です。また薬以外にも放射線療法や神経ブロック療法といった方法もあります。モルヒネが最後の手段などということは決してありません。

さらに、命を縮めるのではないかといった不安を持っている患者さんや家族も少なからずいます。しかし実際には命を縮めるどころか、逆に長らえることさえあるのではないかと私は思っています。なぜならば、痛みを我慢するというのはとてつもなくストレスがかかることであり、食欲もなくなるので当然のことながら食事も食べられなくなります。また痛みのストレスにより免疫系の働きは低下し、自律神経系やホルモン系にも悪影響が出てきます。その結果、さらに身体状態は悪化していくことになります。逆に、モルヒネで痛みが取れれば、それによるストレスはなくなるので食事も食べられるようになり、免疫系や自律神経系、ホルモン系といった身体のバランスを維持する機能も保たれます。ですから痛みを我慢し続ける方が、状態が悪くなると考えられるため、モルヒネを使って痛みを取った方が長生きできる可能性が高くなるというわけです。

また副作用を心配する人もたくさんいますが、これも十分に対応可能です。最も頻繁にあるのが便秘や吐き気ですが、これらは緩下剤や吐き気止めを使うことで対応できます。特に吐き気の場合は二週間くらいで耐性ができてくるので、そうなればもう吐き気止めを飲む必要もありません。

このように、医療用麻薬を使うことへの抵抗はまだまだあるようですが、それは誤解から生じている場合がほとんどであり、その誤解が解け、薬の有用性が理解できれば、強い痛みが出たときの対処方法としてなくてはならない存在であることがわかってもらえると思います。

また、痛みのみならず他の身体症状についても同様、これらを積極的に取り除いていくことで、患者さんの苦痛は当然軽減しますし、また精神的にも落ち着いてきます。そうは言っても、すべての症状を完全になくすというのは困難であり、また状態が悪くなればなるほどコントロールも難しくなってきます。どうしても苦痛症状が取れない場合には、今度はウトウトできる時間を可能な限り作るよう心がけます。寝ている間は患者さんもあまり苦痛を感じることなく過ごせるので、このような対応も患者さんの状態によっては必要になってきます。

薬以外の苦痛の緩和方法

このように薬で苦痛をコントロールすることも必要ですが、薬以外にも患者さんを楽にしてあげられる方法はたくさんあります。その際に大切になってくるのが五感、つまり視覚、聴覚、触覚、味覚、嗅覚への配慮です。例えば、誰かがそばにいて手を握ってくれているとか、アロママッサージをしてもらうとかいったことは、患者さんに大きな安心感をもたらすものであり、ときには薬以上の効果を発揮することもあります。安心できる人の存在や肌のぬくもりというのは、特に死に直面している患者さんにとってなくてはならないものだと言っても過言ではありません。

また当院緩和ケア病棟は、病院の最上階である八階にあり、琵琶湖を一望できるとても環境に恵まれた場所に位置しています。病室には床から天井まで伸びたガラス窓があり、ベッドに寝た状態でも琵琶湖を眺めることができます。患者さんの中にはベッドの端にちょこんと座り、一日中琵琶湖やその周辺の町並みを眺めている人もいました。ある時私が「そうやって一日中外を眺めていて飽きないですか」とたずねると、その患者さんはこんなことを言っていました。

「全然飽きることなんかありませんよ。だって、琵琶湖も空を流れる雲も時々刻々と変化するんですよ。遊覧船もよく通るし、ボートに乗っている人もいます。時々パラグライダーも飛んでいますよ。いろんな鳥もベランダのところに来ますしね。そんな景色を毎日眺めているのが私にとってはとても楽しいことなんです」

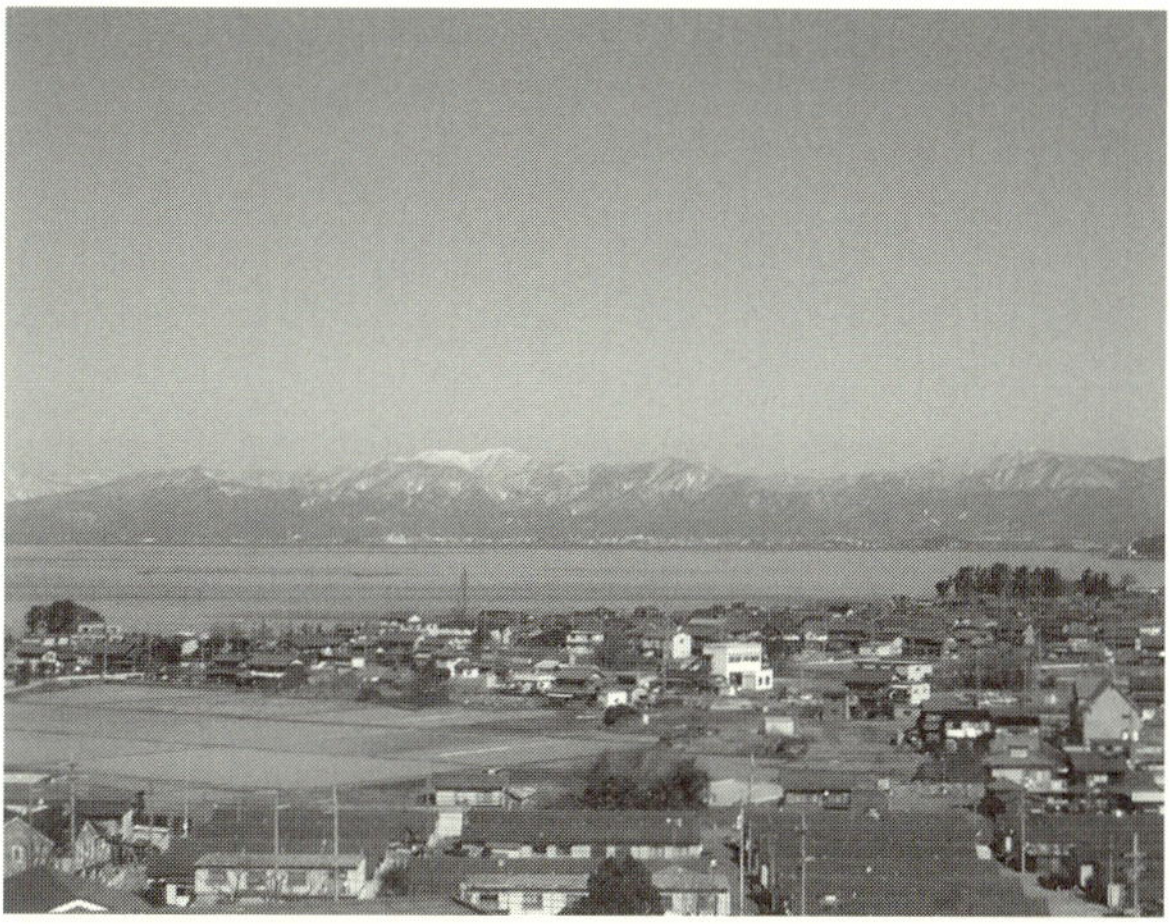

図１　病棟からの風景

そんな患者さんの言葉を聞くと、この病院はとても環境に恵まれているところなんだということを再認識させられます。外の景色を眺めているだけでも人は癒され、心も落ち着いてきます。そのような心の状態は、少なからず身体にもよい影響を与えるのではないかと私は思っています。

このようなこと以外にも、日常生活におけるケアや環境調整という視点も忘れることはできません。自分で身体を動かすこともままならない状態になれば、寝返りをするのも、ちょっと水を飲むのも当然誰かの手を借りなくてはなりません。また身体の清潔を保ったり排泄の援助をしたりすることも必要不可欠になります。これらのことはナースの存在なくしては成り立ちません。常に患者さんのことを気遣い、少しでも楽に過ごせるようにかかわっていくことが患者さんに大きな安らぎをもたらし、ひいてはそれが身体症状の改善にもつながってくるのです。その意味でナースのケアは、薬を使わない治療だと言えるかもしれません。

このように、患者さんの身体的苦痛を和らげるということは緩和ケアにおいて必要不可欠なことですが、その際、薬だけに頼るのではなく、患者さんを取り巻く様々な環境や要因にもきめ細かな心配りをしつつ、一人ひとりの患者さんにかかわっていくことが大切になってきます。そのような配慮があってこそ、本当の意味での身体的苦痛の軽減がもたらされるのだと私は思っています。

真実を伝えるとき、伝えないとき

緩和ケア病棟に入院してくる患者さんは、すべてがんの患者さんであり、そのほとんどがいわゆる末期がんと言われる人たちです。緩和ケア病棟に入るにあたり、当然自分ががんであることや、すでに治療が困難であることは十分にわかっていると思われがちですが、実際には必ずしもそうとは限りません。意識状態が悪いため話を理解することができないとか、家族の希望で真実は告げられていないなど、未告知の理由は様々ですが、家族が入院を希望し、かつ病棟に空きベッドがある場合には、基本的に入院を受け入れるようにしています。入院後、必要ならば真実を伝えたらよいわけですし、患者さんによっては真実を知りたくないという人もいるので、そのあたりは緩和ケア病棟に入院してもらってから、患者さんの様子を見てどうすべきかを考えるようにしています。

真実を伝えること

未告知でも本人がしっかりしており、自分の意見をはっきりと言えるような場合には、末期がんであるという現状を隠さずお話しする方がよいかと思っています。もしも真実を伝えなかったら、入院しているのに段々と状態は悪くなり、なおかつ治療らしい治療もしてもらえないということになれば、当然主治医への不信感が出てきます。また医療者も最後まで、末期がんであるという事実を隠さなくてはならないため、そこでは嘘偽りのかかわりばかりになってしまい、最後の時間にふさわしい安らぎや思いやりのあるコミュニケーションなど全く取ることができません。

もちろん真実を伝えるにせよ、それを話す時期やタイミング、話し方には細心の注意が必要であることは言うまでもありません。段階を追ってお話をしていけば、ほとんどの患者さんは、「薄々そうではないかなって私も思っていたんです」「どうもおかしいなって思っていたんですけど、やっぱりそうでしたか」と言いながら、最初は落ち込んで涙を浮かべたりもしますが、次第に現実を受け入れ、そのうち今までと同じように日々を過ごすようになるというのが一般的です。ですから、しっかりと真実を伝えるということは、医療者への不信感を払拭する意味でも、また残された時間を有意義に過ごしていただくためにも、とても大切なことだと思っています。

ただ、こちらがそう思っていても、家族の強い反対により、どうしても患者さんに真実を伝えることが叶わなかったこともありました。真実を伝えることの大切さや、嘘をつき続けることがいかに本人の不信感や絶望感を生み出すことになるかをずいぶんと時間をかけて話をしたのですが、結局最後まで本人に真実を伝えることを許してもらえなかったのです。家族の思いとしては、そんなことを言ったら本人は落ち込み、傷つき、絶望してしまうにちがいないし、そんな姿を見るくらいなら、いっそのこと最後まで嘘を通し続けた方がましだというものでした。

その患者さんは、娘さんの強い希望でがんであることは伝えられていませんでした。その状態で緩和ケア病棟に入院してきて、最初は治療を受けてまた元気になったら家に帰れると思っていたのですが、当然のことながら状態は次第に悪くなっていきました。主治医である私に直接不満を言うことはありませんでしたが、娘さんにはずいぶんと不信感を訴えていました。「ここの医者は何もしてくれない」「こんなところにいたらどんどん悪くなるだけだ」といった不満を聞くたびに娘さんは「大丈夫。先生を信じて、先生の言う通りにしていればちゃんとよくなるから心配しないで」と繰り返すのが常でした。亡くなる前日には、娘さんに懇願して「お願いだから他の病院に連れてって。このままだと殺されてしまう！」と言っていました。もちろん、母親の訴えに対して「大丈夫、心配しないで」といういつもの言葉を繰り返すだけでした。結局、その患者さんは主治医や病院に対する不信感や自分がどんどん悪くなっていくことへの不安感を抱きながら亡くなっていかれました。人生の最後の時間をこのような過ごし方で終わってよいものだろうかという思いはあったものの、娘さんの強い意志を無視して本人に真実を伝えるわけにもいかず、結局、やるせない思いの中、最後を看取らざるを得ませんでした。

このような患者さんを見るにつけ、未告知により誤解や医療不信を生むような場合には、しっかりと真実を伝えるべきだと思っているのですが、そうかと言って家族の思いを無視してまで強行するわけにもいきません。それが現実の難しいところでもあるのです。

静かに見守る場合

また同じ未告知でも、病状についてのはっきりとした説明は何ひとつされていないにもかかわらず、自分はそう長くはないなあということを感じ取っている患者さんもいます。この場合、ほとんど本人から病気のことに関して質問されることもなければ、今後どうなるのかといったことをたずねられることもありません。時の流れに身を任せ、今という時間を粛々と受け止めながら一日一日を過ごしているのです。本人もどうして体調が思わしくないのか、あまりわかってはいないはずです。しかしこのような患者さんにとって、その原因が何なのかなどということはどうでもいいのです。今自分は、まもなく人生の終着駅にたどり着こうとしているという、その事実をしっかりと感じ取っているというだけで十分なのです。このような場合は、余計な言葉や説明はかえって邪魔になります。そうであれば、こちらもその思いをしっかりと受け止め、静かに見守ってあげる、それだけでよいのです。当然のことながら、末期がんであることを伝えるなどということを敢えてする必要もありません。このような人たちは自然の流れの中で、静かに最後のときを迎えていくのです。

もっとも、このような患者さんでも、本人が現状を確認するために今の状態についてたずねてくる場合はあります。そんなときにはそれとなく答えてあげればよいのです。ただその場合も、敢えて「がん」という言葉を使わないこともよくあります。本人にしてみれば、もうじき自分は死ぬのだろうというその感覚が正しいことを確認しておきたいだけのことであり、その原因が何かなどということはさして重要なことではないのです。そのため私はいつもこんなふうに答えています。

「今後どうなるかについては何とも言えませんが、ただお年もお年なので、今後何が起こってもおかしくはないと思います。ですから、もしかしたら万が一ということもあるかもしれません。いずれにせよ、もし苦痛が出てくるようであれば、それにはしっかりと対応させてもらいますので、その点は心配いりません」

今の状態を知りたいと思っている未告知の患者さんに対しては、こんな言い方でやんわりと、そろそろ最後のときが近づいてきているということを伝えるようにしています。たいていの患者さんは、それですべてを悟ってくれます。緩和ケアは西洋から輸入された考え方なので、どちらかと言うと西洋文化的色彩が濃い部分を感じるときがあるのですが、このような曖昧な言い方で相手に言わんとすることを理解してもらうといったところは、いわゆる日本文化的な趣があり、私は嫌いではありません。はっきり言うべきときは言う必要があるでしょうが、敢えて言わなくてもよいときはそれなりの言い方でやんわりと伝えるというメッセージの伝え方も私は大切にしています。

人の命の長さはわからない

また「あとどれくらい生きられるのでしょうか」とたずねられることもよくあります。ある程度死を受け入れている人は、自分にはあとどれくらいの時間が残されているのかを知りたいと思う人も少なからずいます。また家族も心の準備が必要でしょうから、あと数日なのか、それとも数週間なのかを知りたいと思うのでしょう。しかし、実際にははっきりわからないというのが本当のところです。もちろん全く想像がつかないというわけではありません。一週間以内で亡くなりそうな患者さんと、まだ数ヵ月は大丈夫だろうと思える患者さんの区別はある程度つきます。あと数日の命だろうと思われる患者さんが、半年も一年も生きるということはまずないと思いますが、しかしそれが一週間や二週間に延びたということは時々経験します。以前に、昏睡状態で血圧も六〇台まで低下した患者さんがおり、点滴も何もしていなかったので多分数日以内には亡くなるだろうと思っていたのですが、結局それから二週間以上生き続けていたという人がいました。また下顎呼吸といって、顎を上げながら呼吸をするような状態になると、たいていの場合は一日以内で亡くなることが多いのですが、そんな状態になってから一週間近く生きていた人もいました。ですから最後の数日～二週間という時期は、多分そう長くはないだろうという思いはあるのですが、それがあと一日なのか三日なのか、それとも一週間なのかとなると、何とも言えないところがあるのです。ましてや月単位での変化を予想することなど、なおさら困難なことです。亡くなる三ヵ月前に、あとどれくらいかと聞かれてもわからないとしか言いようがありません。その頃だとまだ見た目は元気であり、普通の人とあまり変わらないことも多いため、もしかしたら一年以上生きられるかもしれないと思ってしまうからです。実際主治医からあと三ヵ月くらいだと思いますと言われながらも、二年近く生きていた人もいました。

人の命の長さの予想というものはこれくらい不明瞭なものなので、あとどれくらいなのか教えてほしいと言われても、正直言って困ってしまうのです。そのため通常は「わかりません」

という答え方をしていますが、その一方で、ある程度の目安になることは伝えるようにしています。それは食事の食べられ具合です。たいていの患者さんは、病状が進むにつれて次第に食事が入らなくなってきます。多少なりとも食事が取れているときはよいのですが、それがほとんど食べられなくなり、最後は食べられても一口、二口という状態になっていきます。そうなると、もうそう長くはありません。カロリーの高い点滴などをしている場合は別ですが、通常の点滴もしくは自然経過で見守っている場合であればたいてい二週間以内で亡くなるというのが一般的です。そのような説明をしておけば、本当に自分が食べられなくなったときに、「もう一、二週間かもしれないなあ」という思いを自ずと持つことができるので、ある程度の心の準備もしてもらえるというわけです。

ただこのような話をすると、家族の中には食べられなくなりつつある患者さんに対して、多少無理をしてでも食べさせようとする人が出てきます。生き続けてほしいという家族の気持ちもよくわかるのですが、その一方で患者さんの食べさせられる苦痛を考えると、何ともつらい思いにならざるを得ません。

患者さんの状態が悪くなればなるほど、当然のごとく身体は食事を受けつけなくなっていきます。それは栄養を取り入れ、それを有効利用していくだけの余力が身体になくなっているということを意味しています。そんな状態で無理矢理栄養を入れても、それはかえって身体の負担になるだけです。またそのような状態では、すでに食べ物を飲み込むことも困難なことが多く、それにもかかわらず無理に食べさせようとすると、今度は誤嚥して肺炎になったり、喉に詰まらせて窒息したりという事態にもなりかねません。

ですから、食べられなくなってきたという事実をなかなか受け入れられない家族に対しては、その思いを十分に理解しつつ、同時に食事を食べさせることの負担や危険性についても、できるだけ理解してもらえるように説明します。それでも食べさせるのをやめない家族はいます。そうなれば、あとは誤嚥したり窒息したりしないことを祈りつつ見守るしかありません。

このように、あとどれくらい生きられるのかとたずねられた場合、基本的には「わかりません」と答えるのですが、ときには「あと一ヵ月くらいだと思います」というように、はっきりと具体的な数字で伝える場合もまれにあります。それは、そうすることで逆に安心感を持ってもらえると判断した場合です。

ある患者さんは、しきりに自分はあとどれくらい生きられるのかちゃんと教えてほしいと言い続けていました。こんな状態がまだまだ続くと思うと本当につらいと何度も言っていたため、私はあるとき本人に正直に伝えました。

「今の状態だとあと一ヵ月くらいだと思います。もちろん個人差はありますので多少前後する可能性はありますが、私の印象としてはそれくらいだと思っています」

するとと彼女は、ホッと安堵のため息をつきながら言いました。

「あーよかった。もしもあと半年とか一年とか言われたらどうしようかと思ってました。でもあと一ヵ月だと言われてちょっと安心しました。それくらいだったらがんばれるかなって思います」

その後、彼女の表情から今までのような憂鬱さは見られなくなりました。今のような中途半端な状態でダラダラと生きているくらいなら早く死んだ方がましだという思いや、自分が生き続けてしまうことで家族に迷惑をかけることが申し訳ないという思いを彼女は強く持っていたのです。ですから先の見通しがついたことで、彼女にとってはとても気持ちが楽になったのでしょう。それからは娘さんとも最後の時間を穏やかに過ごせるようになり、最後は予想よりも八日早く静かに旅立っていったのでした。

希望を持つことで、不安や恐怖に対処する

一方、自分ががんであることは知っているし、そう長くはないであろうこともある程度理解はしていると思われるにもかかわらず、まだ何年も生きられるかのような言動を繰り返す患者さんもいます。医療者からすれば、この人は本当に今の自分の状態を正確に理解しているのだ

ろうかと不安になるくらい現実離れしたことを言うのです。このような患者さんは、往々にして希望を持ち続けたいという思いを強く持っている人たちです。誰でもそうでしょうが、できることなら一日でも長く生きたいと思うでしょうし、それが若い人であればなおさらのことです。可能であればまた元気になりたいと思うのもごく自然なことでしょう。ただ実際には、それは叶わぬ夢だということもすべてわかっているのです。しかしわかっていながらも、それを本当に認めてしまったならば、今の状況に自分は希望を見出せなくなってしまいます。だからこそ敢えて未来に目を向け、希望的な思いを持ち続けることで、湧き上がってくる死への不安や恐怖にその人なりに対処しているのです。現実を受け入れられている人は、そんなことをする必要はないかもしれません。しかし四十代、五十代までの比較的若い患者さんの場合は、そうたやすく死を受け入れることなどできません。まして二十代、三十代の患者さんであればなおさらのことです。そんな患者さんが、自分の死という不安や恐怖を乗り越えるためのひとつの手段として、希望を持ち続けるというのは決して間違っていることだとは思いません。それを現実からの逃避だと言う人もいますが、私は不安や恐怖への上手な対処法のひとつだと考えています。このような患者さんには、大いに将来の夢やイメージを語ってもらい、それを聴かせてもらえばよいのです。それが本人の思いに寄り添ったかかわり方だと思っています。

ある患者さんは、「私は本が好きだから、これから勉強して図書館司書の資格を取りたい」

と言っていました。彼は主治医から長くてあと半年の命と言われていましたが、そんなことは全くのお構いなしでした。彼はよく言っていました。

「医者が言う余命なんて、単なる統計データからはじき出された機械的な平均値にすぎないんですよ。そんなもんで人の寿命を決められたらたまったもんじゃない。人の寿命は医者が決めるもんじゃない、神様が決めるんですよ」

その後、彼は一年以上生き続けました。その間、自分のあこがれの人の講演を聴きに地方まで出かけたり、将来のいろいろな可能性を考え勉強にも取り組んでいました。入退院も何度か繰り返してはいましたが、それでも彼はとても充実した日々を送っていました。それでよいのではないでしょうか。

人は生まれ育った家庭環境やそこから現在に至るまでの様々な経験や体験、またその過程で自分に大きな影響を及ぼした人やもの、本、教えなどとの出会いを通して、その人なりの人生観や価値観、死生観というものを形成していくのです。ですから、当然死というものに対する考え方や受け止め方も皆異なるわけであり、自分が死に直面したとき、それにどう対処するかも人それぞれ違うのが当たり前なのです。もちろん自分の死を十分に受け入れられる人もいれば、そうではない人もいます。現実を受け入れるだけの受け皿をすでに持っているという人であれば、人生最後の時間をどう過ごすかをじっくり考えてもらうのもよいでしょう。逆に自分の死を受け入れるだけの受け皿がまだできていない人には、敢えて死について考えてもらわなくても構わないと思いますし、また将来に対して希望を持ち続けることで死への不安に上手く対処するというのでも構わないのではないでしょうか。無理に自分の死を受け入れようなどという、できもしないことをしようとするならば一層混乱するだけであり、最後に至ってまで自分の意にそぐわないことをする必要などないのです。ですから、あくまでもその人の死に対する受け皿の大きさに応じて、こちらの対応も変えていったらよいのです。真実を伝えるとか、伝えないとかいうことも、何か絶対的な基準があるわけではなく、その人の思いや死生観に応じて対応を変えていく、そういうかかわり方が、死に直面した患者さんには大切だと思っています。

リラックス系代替療法を積極的に利用する

当院の緩和ケア病棟では、私が赴任後の平成一五年一月より様々な代替療法を積極的に取り入れています。代替療法とは、おおざっぱな言い方をするならば、通常の西洋医学領域以外で行われている医療的かかわりや健康法全般のことをいい、例えば鍼灸やあんま・マッサージ、指圧、アロマセラピー、整体などがそうです。この他にもサプリメントや健康食品、心理療法、音楽療法、ヨーガ、気功、レイキなどもすべて代替療法の範疇に入るものです。漢方薬や免疫療法といった通常の西洋医学とも代替療法とも言えないような中間的なものも存在しますので、厳密な意味でこの両者を分けるのは実際には困難です。

また代替療法には大きく分けてリラックス効果を目的としたリラックス系代替療法と、症状の改善や病気の治療、健康増進を目的とした治療的代替療法とがあります。前者にはアロマセラピーやマッサージ、音楽療法といったものがあり、後者には健康食品や鍼灸、整体、気功といったものがあります。もちろんこれらも厳密な意味での分類はできません。アロマセラピーのトリートメント（マッサージ）を受けることにより自律神経の働きや血行がよくなり、その結果として痛みやむくみが改善することもあるでしょうし、また気功をすることによるリラクセーション効果も少なからずあります。ですからあまり厳密な分類にこだわるのではなく、便宜上の分類といった程度で理解しておいていただきたいと思います。

ボランティアでセラピーを行う

当院緩和ケア病棟では、どちらの代替療法とも取り入れていますが、ここではまずリラックス系代替療法について話をしていきたいと思います。これには様々な種類のものがありますが、特にアロマセラピーやリフレクソロジー、マッサージ、カラーセラピー、ヒーリング・タッチなどは開設当初から取り入れており、その頃からずっと来て下さっているセラピストも何人かいます。その他にも音楽療法やアニマルセラピー、レインボー療法、タッピング・タッチ、ハープ演奏などがあります。これらには多くのセラピストがかかわっており、その数も三十名以上にのぼります。毎週のように来て下さる人もいれば、年に数回といった人もいますが、平均すると月に一〜二回といったところでしょうか。平成二一年度のデータを見てみると、セラピストが一年間で来られた回数が二百五十九回、セラピーを受けられた患者さんの数

セラピー	セラピスト数	回数（のべ人数）	患者数
マッサージ	1人	40回（40人）	163人
アロマセラピー	9人	71回（142人）	475人
リフレクソロジー	3人	59回（59人）	230人
ヒーリング・タッチ	4人	12回（48人）	48人
音楽療法	3人	13回（24人）	75人
カラーセラピー	2人	23回（46人）	82人
アニマルセラピー	1人	12回（12人）	43人
レインボー療法	1人	12回（12人）	51人
その他	4人	17回（17人）	18人
合計	28人	259回(400人）	1185人
月平均		21.6回（33.3人）	98.8人

表１　リラックス系代替療法の種類とその頻度

は千百八十五人でした。これらを月平均で見てみると、毎月、何かしらの代替療法が二十一回以上行われ、延べ百名の患者さんがそれらを受けている計算になります。正確なデータは実際のところわかりませんが、全国で約二百施設あるホスピス・緩和ケア病棟の中ではこの数は群を抜いて多いと思っています。

これらのセラピストはすべてボランティアで賄われています。その中にはリフレクソロジーやマッサージで開業し、プロとして仕事をされている方もいれば、アロマセラピーの学校を卒業したあとにさらなる研鑽を積むために来られている方もいます。これらの方々は、最初は私個人のつながりの中から、是非ともボランティアとして来てもらえないだろうかとお願いして来てもらったセラピストでした。声かけをした人たちはみんな快く引き受けて下さり、あれから約八年経った今でも病棟に来てくれています。

実は、これらの代替療法を導入してから一年くらいは、セラピストの皆さん方は交通費も含めすべてボランティアでした。中には往復四千円以上もかけて来て下さる人もいました。申し訳ないと思いながらも、しばらくは様子を見守るしかありませんでした。そんな折、前彦根市医師会の会長であった岡田彰先生が緩和ケア病棟に入院してこられました。岡田先生は、アロマセラピーのボランティアとして来ていた音瀬恵津子さん（現在はアロマケアルーム〝ラピス〟を開業）のトリートメントを受けていたのですが、これを思いの他気持ちいいと言って喜んでいました。アロマセラピーは初めてだったようですが、とても不思議な体験もされたようでした。そのことを亡くなる直前に書き下ろした自分史『朧《おこぜ》のつぶやき』にこんなふうに書いています。「入院して三、四日間は微熱が下がらず、倦怠感が強く、不機嫌であった。ところが音瀬さんという独身のアロマセラピストが訪れて、私にアロママッサージをしてくれた。びっくりしたことに約一時間に亘るケアによって、体がうんと軽くなり、熱もひいたような感じを覚えた。実際、体温は平熱に戻り、以後一ヵ月間、熱が上がることはなかった」

岡田先生はアロマセラピーを受けながら音瀬さんといろいろな話もしていたようで、その際、彼女がボランティアとして来ているので報酬はもちろんのこと、交通費ももらっていないという事実を知ることになりました。「こんなに患者を心地よい気持ちにさせてくれるのに、それに対する報酬が何もないというのは納得できない！　せめて交通費くらいは病院から出してもらえるように私から院長に言う！」と言い、実際に院長と話をしてくれました。

当院の赤松信院長は、昭和の時代から当時はタブーとされていた死の問題に関心を持っており、滋賀県でもいち早く緩和ケア研究会を立ち上げ、熱心に活動をしていた外科医でした。当院がリニューアルされるにあたり緩和ケア病棟が作られることになったのも、ひとえに赤松院長の努力のたまものに他なりません。そんな院長が大きな期待を寄せている緩和ケア病棟に私が来させてもらうことになったわけですが、来て早々にアロマセラピーなどを導入し始めた私を、何も言わずにじっと見守ってくれていました。

当時はまだアロマセラピーなどは女性の趣味のひとつくらいにしか思われておらず、医療の分野ではあまり知られていませんでしたし、ましてやそれを医療の中に取り入れることにはかなりの強い抵抗があった時代でした。その効果が十分に立証され、多くの緩和ケア病棟では普通に取り入れられるようになった現在でも、未だに抵抗感を持っている医者は少なからずいるくらいですから、そんな時代にいち早くアロマセラピーをはじめとする様々な代替療法を取り入れることを認めて（黙認？）もらえたことはとてもラッキーだったと思います。当然、院長としてはまずは様子を見てみようかという姿勢だったと思いますが、毎週緩和ケア病棟に上がってこられ、カルテ回診をしながらいろいろな話をする際、アロマセラピーを受けた患者さんの評判はどうかとよくたずねられていたので、きっと気にはしてくれているのだろうとは感じていました。

そんなときに、院長と親しかった岡田先生が入院され、先生の口から直に「あんな気持ちいい体験をしたのは初めてだ」とアロマセラピーを絶賛するのを聞き、「あの先生が、あんなに言うんだから、さぞかし気持ちいいもんなんだろうなあ」と呟いていました。その後、岡田先生は院長に対して「あんなに一生懸命患者さんのために尽くしてくれる人たちに対して、何の報酬もないというのは絶対におかしい、せめて交通費だけでも病院から出してあげるべきだ」とも言って下さったようで、そのようなやりとりもあってか、それからはボランティアの方々の交通費は病院から支給されるようになりました。もちろんマッサージに必要なエッセンシャルオイルなどの物品もすべて病院が買ってくれるようになったので、その点においてはボランティアの方々の経済的負担もずいぶんと軽減できたのではないかと思っています。ボランティアの数も結構多いので、病院の負担もそれなりにあると思うのですが、その分、いやそれ以上に患者さんに安らぎや喜びを提供してあげることができるということを院長は理解して下さり、このような決定をして下さったことには本当に感謝しています。

病院にアロマサロン、オープン！

そんなアロマセラピーを導入するにあたり、私が最初に相談したのが、現在看護師でかつホリスティックケアジャパンというアロマセラピー関連の会社の代表も務めている相原由花さんでした。彼女は当時まだ看護師ではなく、一人のアロマセラピストとして日々アロマセラピーに勤しんでいましたが、その一方でアロマセラピストを育てるためのスクールを立ち上げるなどの活動も活発にしていました。まずは彼女にお願いをしてアロマセラピーを導入したのですが、その後、彼女の計らいでスクールを卒業したセラピストの方々にも来てもらえるようになりました。そのような事情もあり、当院ではたくさんのアロマセラピストに来てもらうことが可能になったわけです。

相原さんは医療の現場でアロマセラピーを実践する機会が多かったのですが、その際に医療従事者としての国家資格を持っていないことに限界を感じていました。彼女もいろいろな思いがあったのでしょう、突然、看護師の資格を取るために看護学校に行くと言い始めたのです。当時でも十分に活躍していたので、資格を取るためだけにこれからの四年間を学校生活に費やすのはもったいないと強く反対したのですが、そんな忠告など軽く聞き流され、結局は十倍の倍率をはねのけ、見事、兵庫県立大学看護学部への入学を果たしたのでした。現在は神戸市看護大学大学院に進み、さらなる研鑽を積んでいます。卒業後の彼女の幅広い新たなる人脈や現在の活動ぶりを見るにつけ、今は看護師になって正解だったと思っていますが、当時は彼女の年齢（秘密！）のことなどを考えると、そんな冒険をしなくてもいいのにと正直思っていました。まあ、何とも男らしい？としか言いようがありません。

ところで、平成二一年九月に当院の外来スペースの横に「Life touch」（ライフタッチ）というアロマサロンがオープンしました。これは公立病院では初めてのことではないかと思いますが、実はこれを実現させたのも相原さんでした。彼女は医療現場におけるアロマセラピーの社会的地位を高めたいという強い思いを持っており、その第一歩が今回のことにつながったと言えます。次々と新たなる挑戦を続ける相原さんに、これからも注目していきたいと思っています。

ずいぶんと代替療法を導入するまでの話が長くなってしまいましたが、ここで現在行われているリラックス系代替療法について簡単に紹介させてもらいます。

アロマセラピー

まずはアロマセラピーですが、これは最もポピュラーな代替療法のひとつであり、患者さんからはとても好評です。通常は香りの精油（エッセンシャルオイル）を使って、一回十五～三十分ほどかけて手足や体のトリートメント（マッサージ）を行ないます。リラクセーションを主な目的としていますが、手足のむくみなどに対しても有効です。他にも足浴やアロマポット

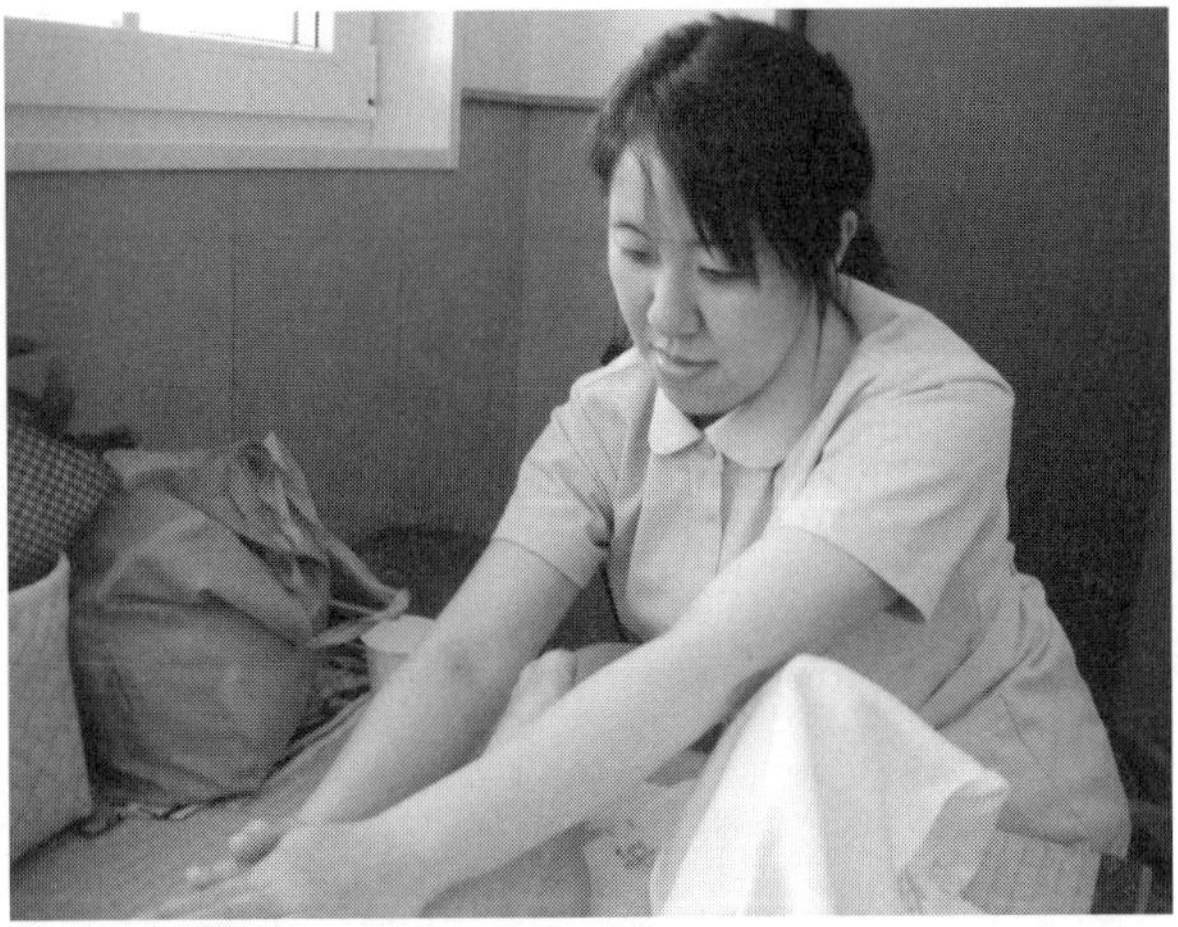
図２　アロマセラピーの音瀬恵津子さん

を使用したアロマセラピーも行っています。当初は相原由花さんが来て下さっていましたが、その後、彼女がかかわっていたアロマスクールの卒業生が続々と来てくれるようになりました。先ほど紹介した音瀬さんも現在は彦根でサロンを開業し、二週間に一度の割合で来て下さっています。

またこのスクール以外でも、ずいぶんと以前より坂下典子さんや岸中奈生さんが毎月来て下さっています。それまで一緒に来てくれていた太田美紀さんは相原さんと同様、自分も看護師の資格を取りたいと言って、現在は奈良県立医科大学の看護学科に通っています。これからが楽しみです。彼女ら以外にも最近では古山みきさんも来て下さり、患者さんに癒しのときをもたらしてくれています。

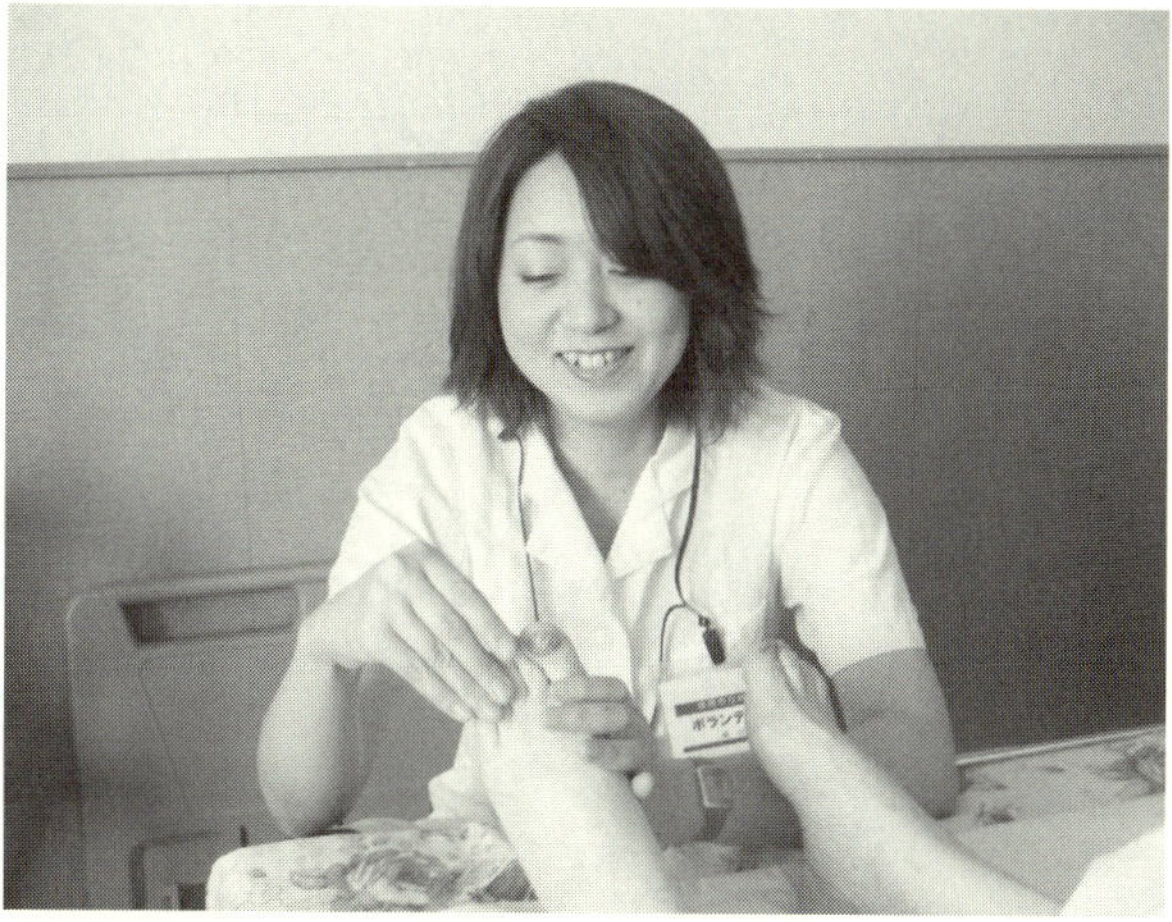

図３　リフレクソロジーの嶋田玲子さん

リフレクソロジー

リフレクソロジーはいわゆる足裏マッサージとしてよく知られている療法です。足の裏には各臓器に対応する反射区があり、そこを刺激することで血液やリンパ液の流れを改善させ、諸症状の緩和や心身のリラクセーション効果をもたらします。アロマセラピーと併用しながら行われることもあります。これは主に嶋田玲子さんがして下さっていますが、彼女は平成八年から京都にあるヒールエナジーという女性専用サロンを経営しているプロのセラピストです。いろいろな要望にも柔軟に対応してくれるので患者さんからはとても好評です。なお現在は、白井弥さんも月に一回来て下さっています。

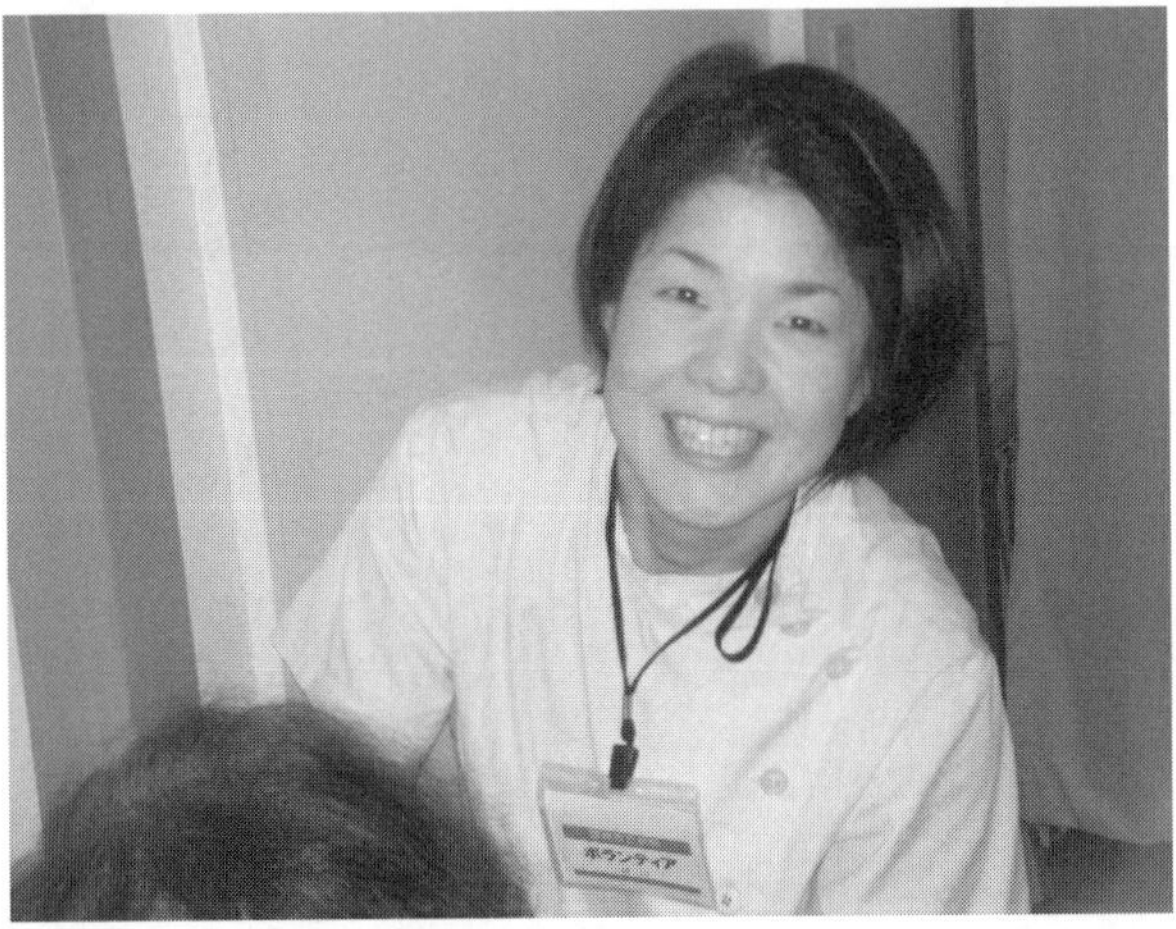

図4　マッサージの村川満紀子さん

マッサージ

　またあん摩マッサージ指圧師の国家資格を持ち、現在、女性専門の訪問マッサージ「リフレ」で日々仕事をしている村川満紀子さんも、緩和ケア病棟開設当初の頃からずっと、マッサージのボランティアとして週一回来て下さっています。彼女のマッサージは患者さんからとても評判がよく、お金を払ってでもよいからもっと来てもらいたいという要望がよくあります。きっと、患者さんの希望に応じて臨機応変に対応できるマッサージが人気の秘訣なのではと思っています。最近はリンパドレナージュも勉強し、さらに腕に磨きをかけています。

ヒーリング・タッチ

　ヒーリング・タッチはいわゆる手当・手かざ

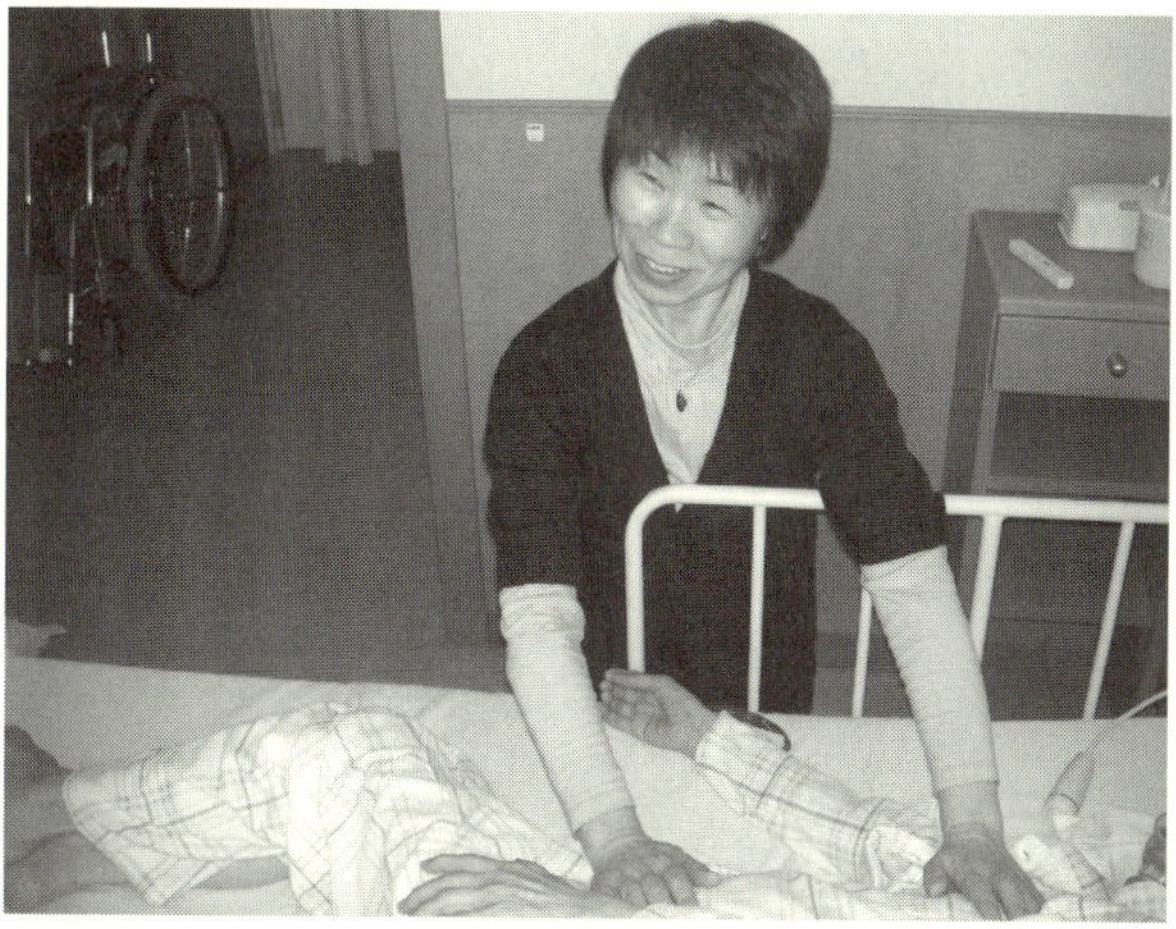

図5　ヒーリング・タッチの北迫美津子さんら

し療法のことですが、宗教とは無関係です。アメリカではセラピューテック・タッチとして看護師の十五パーセントがこの療法を学び実践していると言われており、またイギリスではスピリチュアル・ヒーリングとして普及しており、健康保険の適用にもなっています。当院ではNPO法人日本ホリスティックレイキ協会関西支部の会員である北迫美津子さんが中心となり、月に一度の割合で来ていただいています。人によっては手を当てているところがとても熱くなったり、中には痛みが取れたりという患者さんもいて、とても不思議な代替療法です。

カラーセラピー

カラーセラピーは、実際には様々なものがありますが、当院で行っているのはいわゆる「ぬ

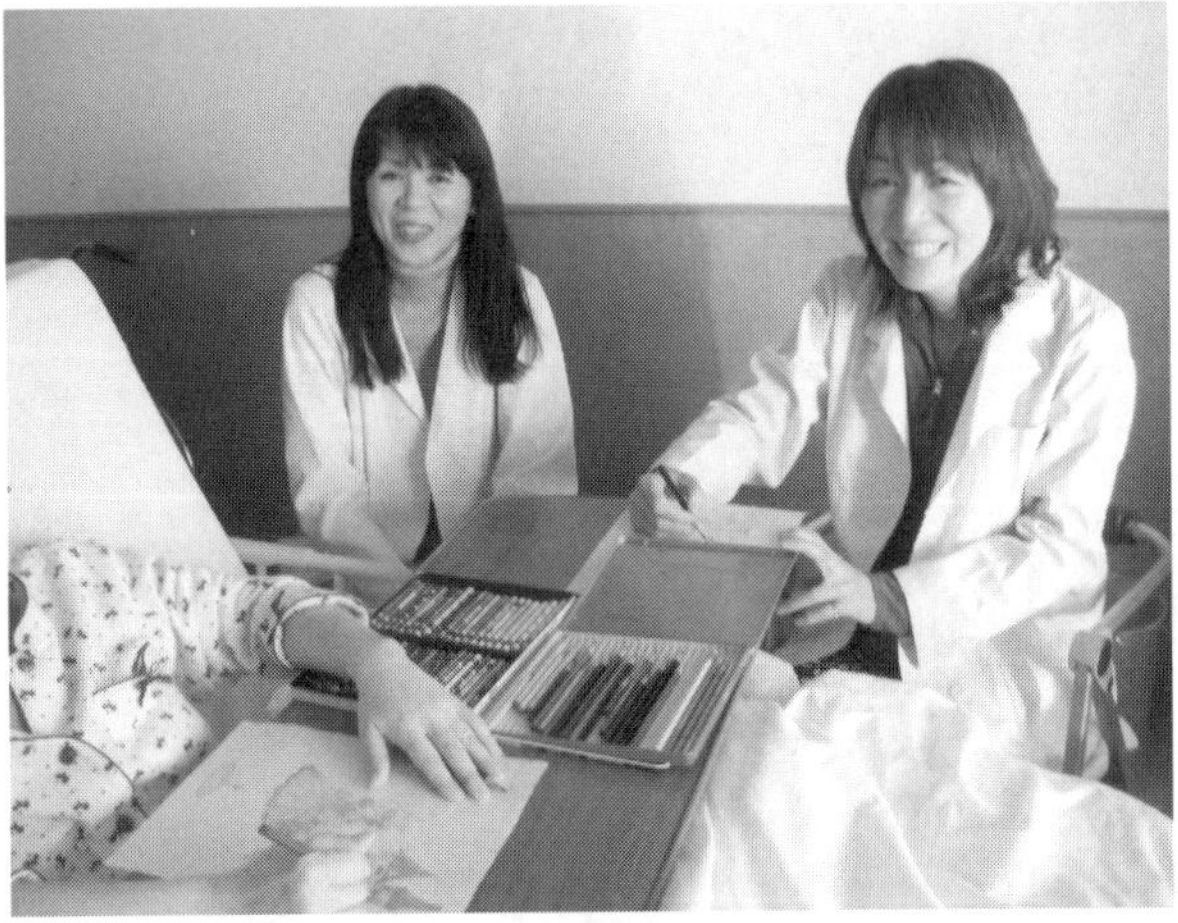

図６　カラーセラピーのアダチヒロさん（左）ら

り絵」です。簡単な下絵があり、患者さんがそれに自由に色を付けていくという単純なものですが、これが意外と人気があります。簡単にできることやちょっとした満足感や達成感が得られること、カラーセラピストとの語らいを通して、楽しいひとときが過ごせることなどが人気の要因かもしれません。これは「COLOR'S 陽だまり」のアダチヒロさんが中心になって月に二回の割合で来て下さっています。彼女も開設当初からのメンバーであり、カラーセラピーを受けた患者さんの中には驚くような変化を見せる人もいました。これに関しては第六章で詳しく紹介したいと思います。

音楽療法

音楽療法は昔の懐かしい曲や心が癒される曲

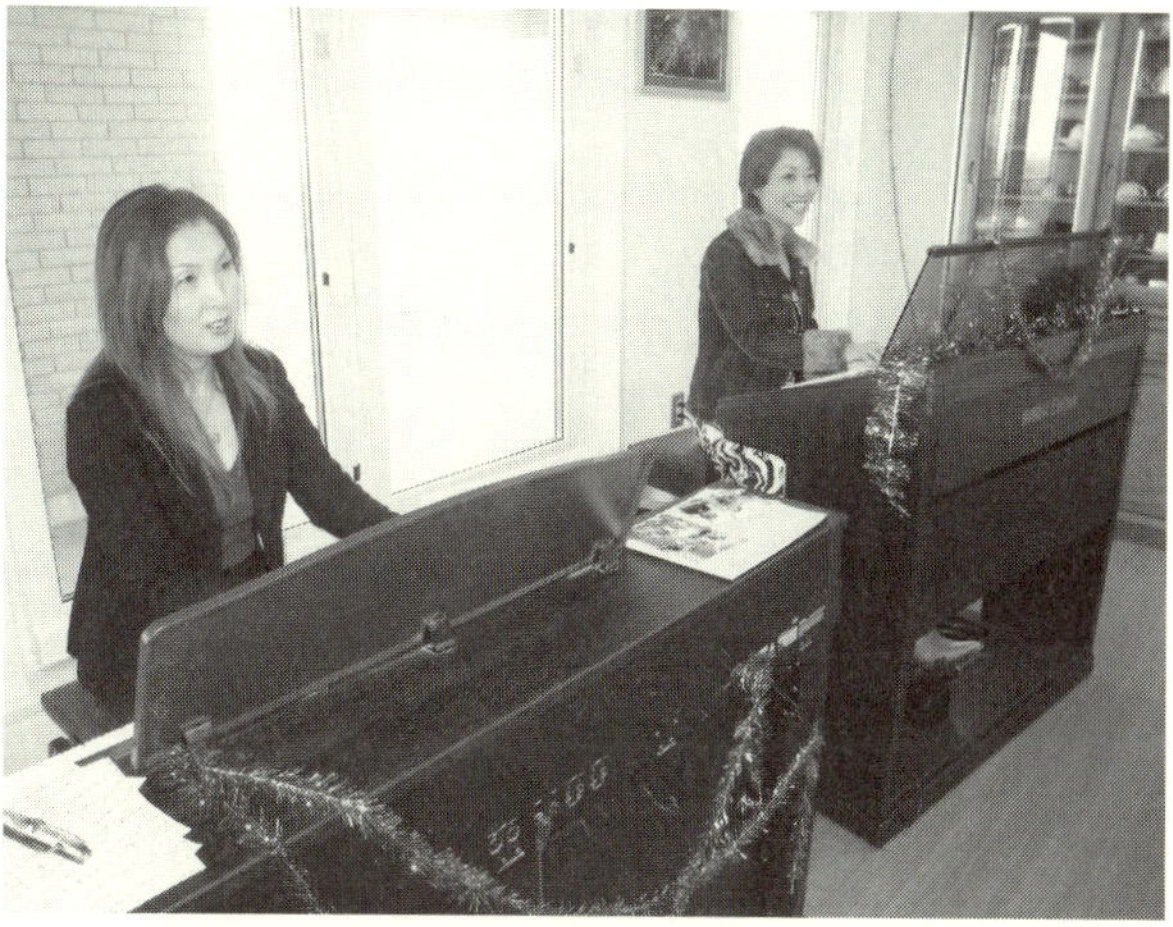

図７ 音楽療法の田中寛子さんと善利さかえさん

などを、エレクトーンなどの演奏を伴奏にしてみんなで楽しく歌うという形式のものです。もちろん歌を聴いているだけでもよいのですが、歌うことが好きな患者さんにとってはとても楽しみな時間となります。エレクトーンを演奏して下さっているのは田中寛子さんと善利さかえさんのお二人です。彼女らは患者さんのどんなリクエストにも応えてくれ、即興で演奏もしてくれるとても頼もしい存在です。

アニマルセラピー

アニマルセラピーは月に二回くらいですが、モモちゃん（ゴールデンレトリバー）が病棟に来てくれます。とてもおとなしく、吠えたりすることもありません。犬好きの患者さんのところに行っては、そこでみんなから撫でまくられ

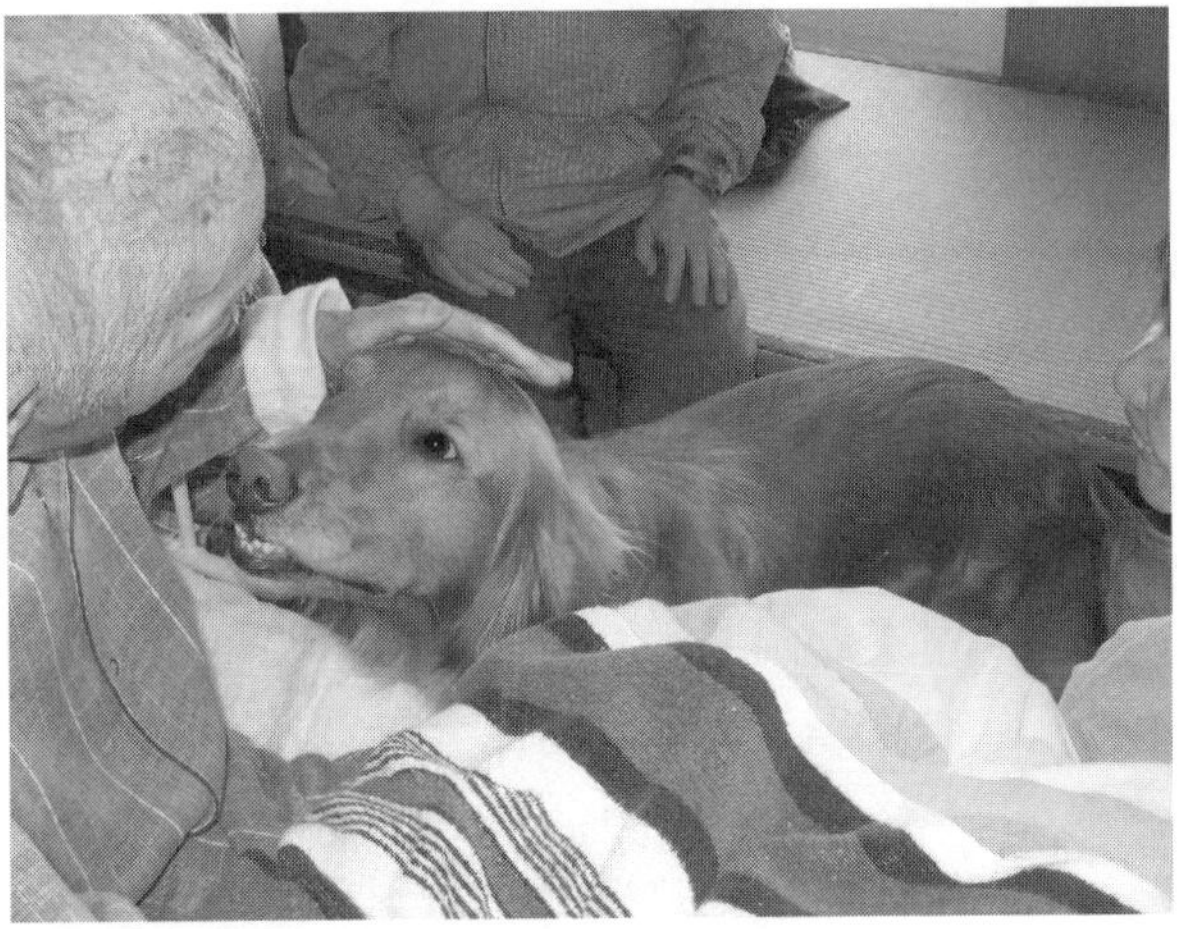

図８　アニマルセラピーモモちゃん

ています。患者さんもこのときばかりはとてもよい笑顔になり、みんなをハッピーな気分にさせてくれます。病棟のスタッフもみんな、モモちゃんが来るのを楽しみにしています。このモモちゃんをいつも連れてきてくれるのが山路清美さんです。彼女もモモちゃんと一緒に病室に入り、そこでハーモニカの演奏をしてくれます。その音楽をＢＧＭにして患者さんとモモちゃんとの楽しいひとときを過ごしていただいています。

レインボー療法

レインボー療法は、月に一回、鍼灸師の梅原知也さんがやって下さっている自然療法のひとつです。これはツボや痛みのあるところなどを、先の丸まったペンのような形をした金属の

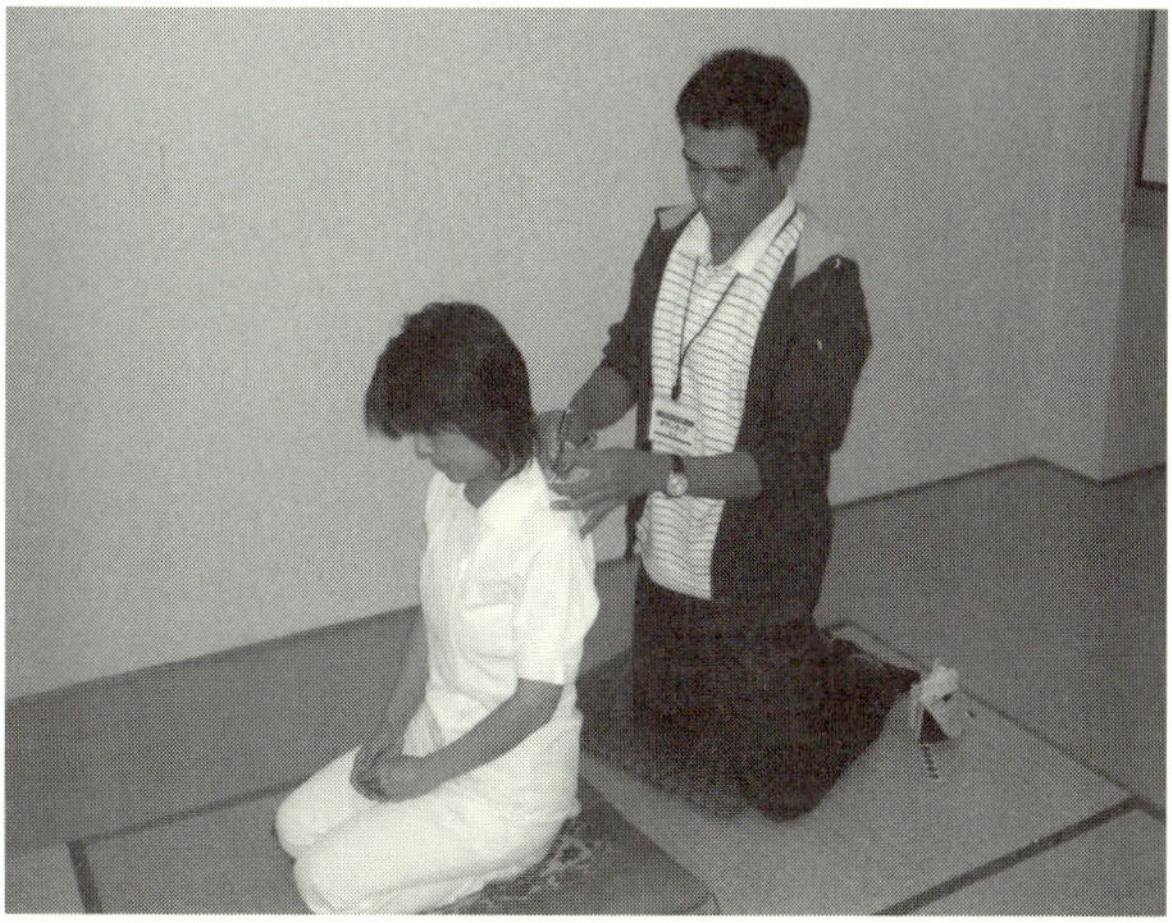

図９　レインボー療法の梅原知也さん

器具で刺激したり色のテープを貼ったりすることで、「氣」や「経絡」の流れを整え、自然治癒力を引き出すという方法です。これは患者さんのみならず、腰痛や肩こりに悩んでいるナースにも好評で、よくスタッフも利用させてもらっています。

サイモントン療法

サイモントン療法は、がん患者さんやその家族の心のケアをするための心理療法のひとつで、現在は滋賀医科大学家庭医療学講座准教授の田村祐樹先生が月に一回程度、個人カウンセリングという形でサイモントン療法外来を担当してくれています。これには様々なかかわり方があり、例えば患者さんの、心のノートに書き込まれているがんに対する不適切な思い込みを

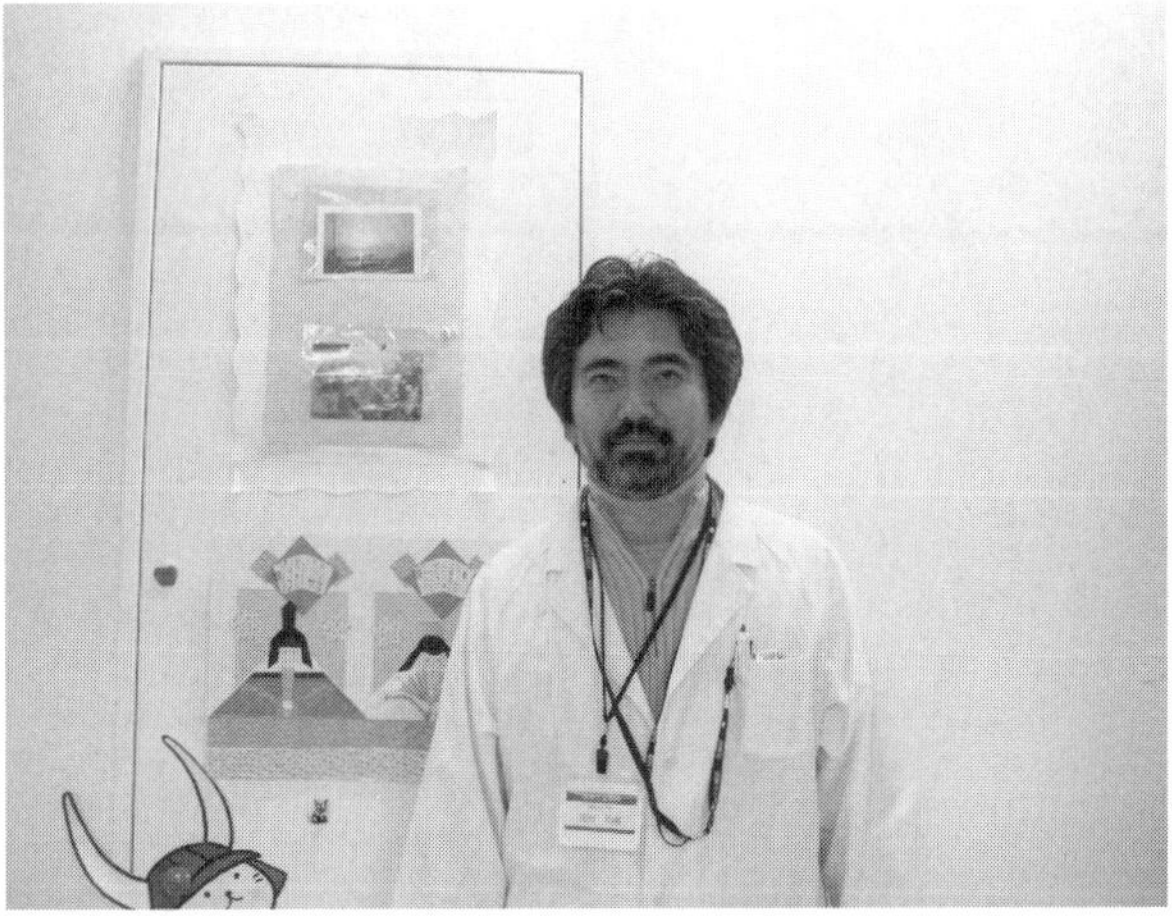
図10　サイモントン療法の田村祐樹先生

書き換えることで不安を軽減させたり、日常の中で喜びや充実感を見出すサポートをすることで生きる力を生み出したり、また死についてじっくりと語り、それを知ることで死の恐怖を乗り越え、今日、この日をよりよく生きる姿勢を育んだりといったアプローチを行なっています。詳細については、ＮＰＯ法人サイモントンジャパンのホームページ（http://www.simontonjapan.com/）をご覧いただけたらと思います。

なお田村先生は料理も得意で、料理研究家の辰巳芳子さんのもとで「命のスープ」の作り方を学び、これを時々病院でも作り、病棟の患者さんに命のエネルギーを吹き込んでくれています。

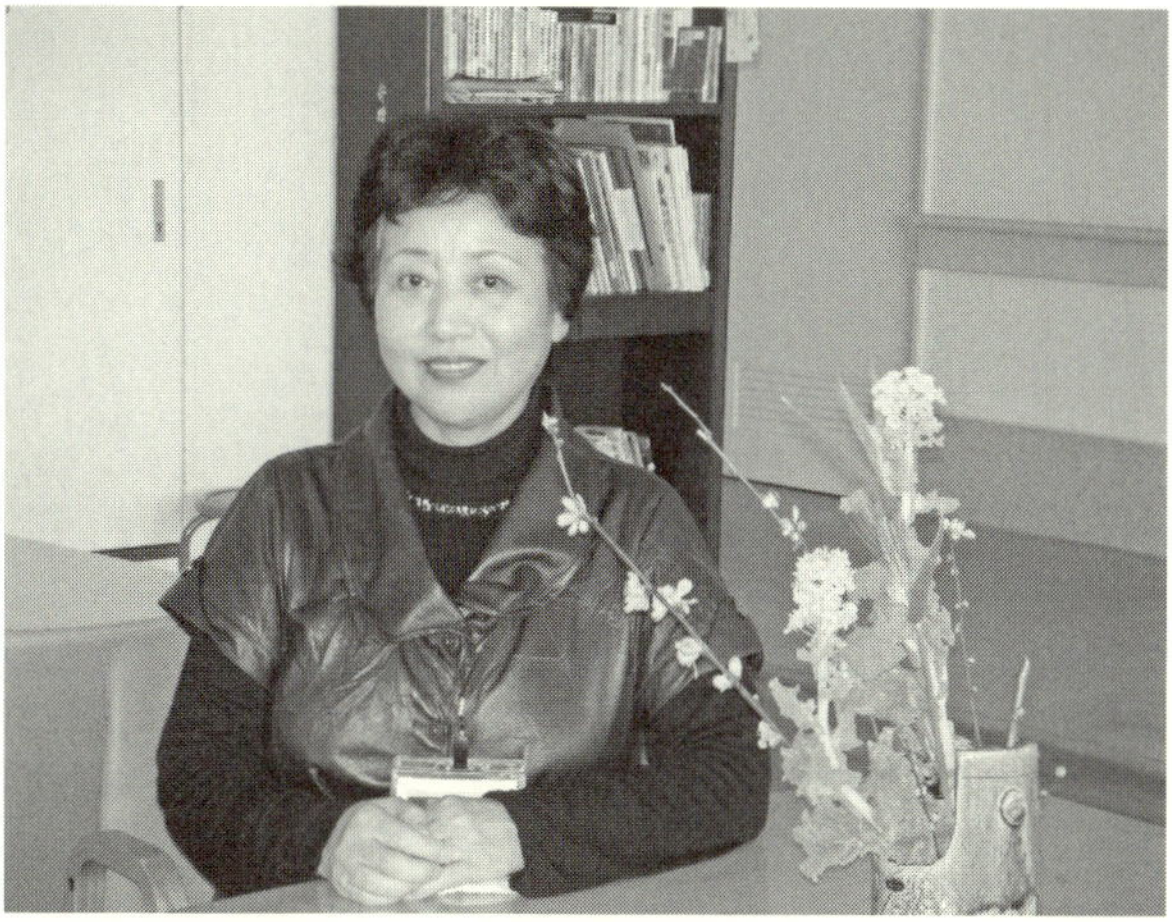

図 11　傾聴ボランティアの西川みち子さん

傾聴ボランティア

また毎週一回、日本心理学会認定心理士の西川みち子さんが傾聴ボランティアとして来て下さり、様々な問題を抱えた患者さんの話をじっくりと聴いて下さっています。苦悩を抱えているのは患者さんだけでなく、その家族も患者さん以上に大きな悩みやストレスを抱えていることも少なくなく、そんなときには家族の方々の話にも耳を傾けてくれます。こうして話を聴いてもらえた患者さんやその家族はずいぶんと気持ちが楽になるので、今では病棟になくてはならない存在になっています。

フィーリングアーツ

さらにフィーリングアーツといって、音楽と光と絵画を融合させたとても幻想的な芸術の催しも時々してもらいます。これを創作したのは現代美術作家の北村義博さんで、彼は世界中でフィーリングアーツの公演を行っており、その数はすでに七百回を超えています。その際、いつも歌を歌ってくれるのが松浦綾子さんと小橋香苗さんです。とてもかわいらしい二人ですが、彼女らのその澄み切った歌声は聴く者のこころを心底から癒してくれる、そんな暖かさを持っています。

ここでフィーリングアーツを実際に体験された四十代の患者さんの感想文を載せさせてもらうことで、そのすばらしさの一端をお伝えしたいと思います。

「素晴らしいものを見せていただきありがとうございました。真ん中上に光り輝く星が見え、『星に願いを』の歌とリンクして、光を放つ夜空の星は、同じく希望と愛を放つ星として、全ての人々の心にも存在するということを思い出しました。『星に願いを』は今まで何回も聴いていたのに、詞にはっきりと『心に輝く星』と歌われているのを、今回フィーリングアーツを体験しながら初めて気づきました。誰の中にも確実に存在しているこの美しい星を、多くの人々が各々の事情の曇りで隠してしまっている現実。その曇りを吹き飛ばせる素晴らしい活動をされていると思います。体と心を病んでいる人たち、傷めている子どもたちには、特に、愛と希望の光が自分の内に存在すること、そしてそれは尊い唯一無二であるということ、自分の想いでいくらでも光を放ち、他をも照らせるということ、障害があればあるほど、そのパワー

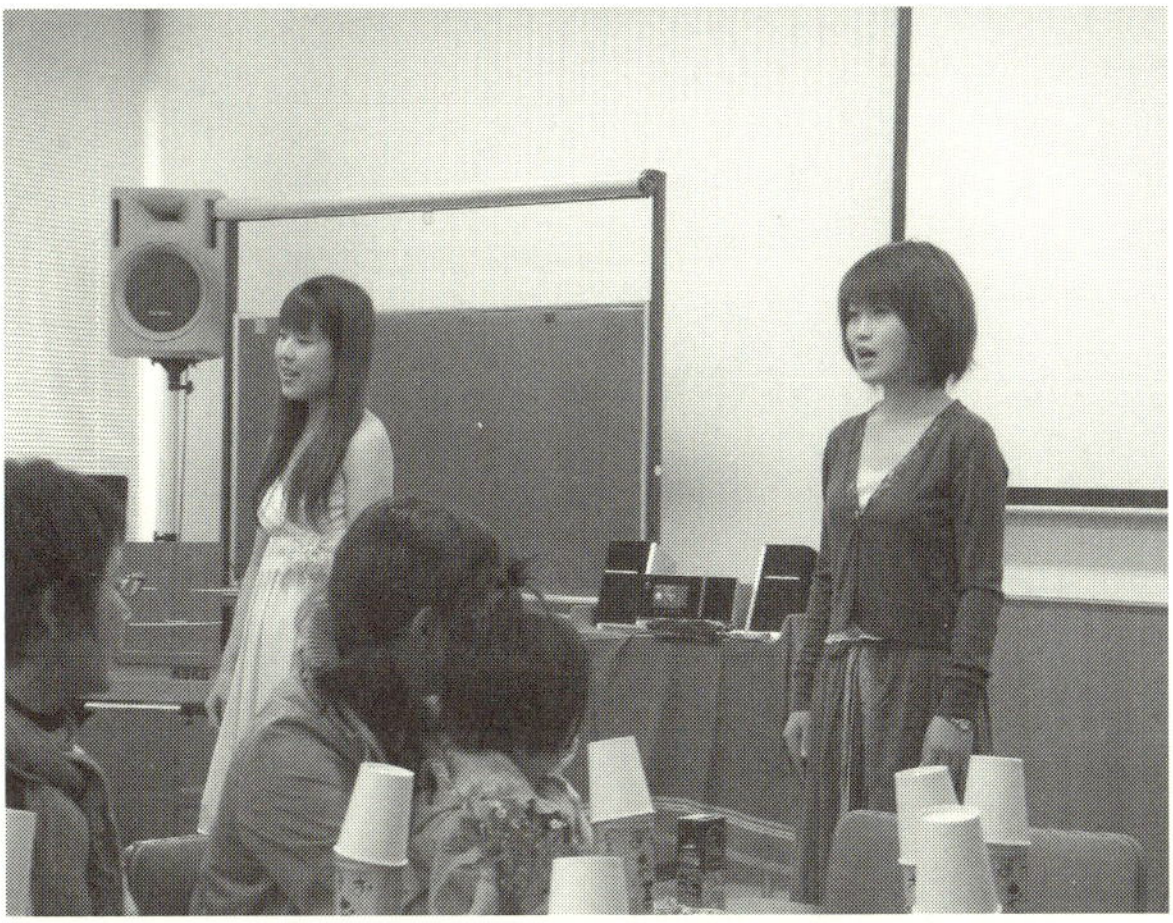

図13 花しょうぶの会で歌う小橋香苗さんと松浦綾子さん

は強くなるということに気づいてほしいです。ハイテクを使ったアートなのに暖かみを感じられるのは、母なる大地の土が使われているからなのでしょうか。CDではなく、想いの入った生の声での歌にも大いに重要な部分があるのでしょうね。私は藤紫の色が好きでした。朝焼けの空の色でした。夜明け前の『暁暗』から全てが目覚める朝へと明けていくときの色です。最後に、大切なものを思い出させてくださった皆さまと、そのご縁をくださった先生に感謝申し上げます」

なお、松浦さんと小橋さんは、「花しょうぶの会」という、緩和ケア病棟で亡くなられた患者さんの家族が集まる年に一度の催しのときにも毎年来ていただき、その歌声を聴かせてもらうことにしています。

アロマセラピーを行うシステムを作る

このように当院では多くのリラックス系代替療法が取り入れられていますが、実はすべてがボランティアのみで行われているわけではありません。特にアロマセラピーは看護師にも人気があり、自ら学校に通って技術や知識を習得し、病棟で実践している人もいます。そのような看護師は、少しでも患者さんに喜んでもらいたいという思いから多くの労力と時間、お金をかけ、一生懸命にアロマセラピーを学んでいます。しかしそれらを学び、希望を胸にいざ病棟の患者さんにアロママッサージを施してあげようとすると、大きな問題にぶつかることになります。忙しい病棟業務の中では、とてもではありませんが患者さんにアロマセラピーを施してあげられるだけの時間的余裕などないのです。そのため休み時間を削るとか、自分の仕事を終えたあとや休日の時間を利用して患者さんのところへ行くしかありません。しかし、そのような自分を犠牲にしてまでやる活動がそう長く続くはずがありません。次第に疲れ、希望は失望に変わり、最後にはバーンアウトして病院を去ってしまうのです。患者さんを何とかしてあげたいという志の高い看護師ほど疲れ果て、病院を辞めていってしまうという現実を見て、何とももったいないことかと思っていました。

この問題を何とか解決できないかと思い、私は院長や看護部長にリラクセーションナースシステムの導入に関する提案をしました。これはどのようなシステムかと言うと、週に一日でも月に一日でもよいから、その日は看護業務としてアロマセラピーだけをするという日を作ってもらうというものです。通常の看護業務の日は、何人かの受け持ち患者さんを持たなければいけないのですが、その日は受け持ち患者さんを持つことなく、全くのフリーで仕事ができるという状況になります。そうであれば自分がしてあげたいと思う患者さんに対して思う存分アロマセラピーをしてあげることができますし、またそれがその日の仕事として認められるので自分の時間を犠牲にする必要もありません。このような日が数週間に一回でもあれば、看護師も学んできたアロマセラピーを病院でそれなりに活かせるので、本来の思いをある程度は実現できることになります。そのようにすれば、がんばっている看護師をみすみす辞めさせなくてもすむのではないかと考えたのです。

　そんな提案をしてから一年くらいが経った頃、ようやくそのシステムが現実のものとなりました。緩和ケア病棟でアロマセラピーに精通している看護師がリラクセーションナースとして働ける日を二週間に一回程度持ってもらえるようになったのです。最初は緩和ケア病棟内での活動に終始していましたが、しばらくしてからは活動の場を広げ、依頼に応じて他病棟にも出かけてアロマセラピーを行うようになりました。

　しかし、残念ながらこのシステムもそう長くは続きませんでした。全国的な看護師不足の中、当院もその例に漏れず看護師がどんどん減ってしまい、丸一日をフリーで動いてもらえるような余裕のある勤務を組むことができなくなってしまったのです。結局、今はこのリラクセーションナースシステムは機能していませんが、いずれまた看護師数が増えたならば是非復活させたいと思っています。

ただ、このようなシステム作りはある程度看護師数に余裕があればどこの病棟でも十分に可能だと思っています。もちろんそのためには、看護部長らの理解がないと実現できないでしょうが、アロマセラピーに精通した心ある看護師がいるならば、是非考えていただきたいと思います。

第四章

一人ひとりの思いに寄り添う

心地よさをめぐるそれぞれの思い

どんな人であれ、安らぎや心地よさを求める心は誰もが持っています。ただしひと言で安らぎや心地よさと言っても、実は人それぞれであり、これで必ず安らげるとか、これは絶対心地よいというものがあるわけではありません。音楽ひとつとってもクラシックが好きな人がいればロックやジャズが好きな人もいます。同じクラシックでもバッハやヘンデルに代表されるバロック音楽が好きな人もいれば、ラヴェルやシェーンベルクといった近代音楽の方が好きだという人もおり、まさに十人十色の世界です。ちなみに私はマーラーやブルックナーの、あの壮大で荘厳な交響曲が大好きで、部屋に閉じこもって仕事をするときなどは、一番から九番までの交響曲を順番にBGMとして流しながら仕事をしたりしています。

このように音楽の好みですら皆異なるのですから、況んや人によって安らぎや心地よさをもたらす環境や雰囲気、人、趣味などが、全く正反対だとしても何ら不思議なことではありません。これは単なる好き嫌いのレベルの話ではなく、その人の持って生まれた性格や、人生経験の中で身についた信念や価値観、様々な快不快体験などによっても大きく影響を受けるため、なぜこの人はそこに安らぎや心地よさを感じるのかと言われても、そう簡単に理屈で説明できるようなものではないのです。ですから理由はどうであれ、その人にとって、それがよいというのであればよいのです。この人は普通の人と違うなどと思う必要はないのです。

例えばみんなと一緒にいて、いつも明るい雰囲気の中で過ごすのが好きだという人もいれば、あまり人とかかわるのは好きではなく一人で静かに時間を過ごすのが好きだという人もいます。緩和ケアでは毎月一回レクリエーションを企画し、入院中の患者さんや家族がみんなで楽しんでもらえるような集まりを持っています。そこでは、みんなで食事をしながら歌を聴いたり踊りを見たりすることもあれば、小物を作ったり琵琶湖の花火大会を楽しんだりすることもあります。病室から出てくることが可能な患者さんは、皆さん一堂に集まりレクリエーションを楽しむのですが、中にはこのような賑やかなレクリエーションが嫌いだという人もいます。こちらとしては、きっと楽しんでくれるにちがいないと思って患者さんをお誘いするのですが、それはあくまでも私たちの価値観や考え方であって、それがすべての患者さんに当てはまるわけではないのです。そんなことは当然だと言えば当然なのですが、つい無理に誘ってしまうことも実際にはあります。参加したらしたで、出てよかったと言ってくれる患者さんもいますが、やはり無理矢理参加させられたという不快感を抱く患者さんも当然います。そんな患者さんを変わった人だとか、偏屈な人だと思うのではなく、この人は一人で過ごすことが好きな人なんだなと思うだけでよいのです。そこに医療者の余計な解釈を入れてしまうと、その患者さんに対するマイナスのイメージが勝手に膨らんでしまい、それが患者さんの思いに寄り添ったかかわりをしようとすることの妨げになってしまうのです。

在宅と入院の狭間で

また最近は在宅医療がクローズアップされてきているせいか、できるだけ家で過ごしたい、可能であれば畳の上で最後を迎えたいという声をよく聞きます。ここには、自分の家で家族と一緒にいるのが一番安らぐにちがいないという前提があります。もちろん家族全員の思いが一致しているのであれば何の問題もありませんが、なかなか現実はそう簡単にはいきません。どんなに本人が家で過ごしたいと思っていても、受け入れ側の家族に患者さんを介護するだけの時間や余力がなくてはできません。訪問看護やヘルパーさんに入ってもらうという方法もありますが、それだけでは不十分であったり、また他人が家に入ってくるのを好まないという患者さんもいます。そうなると、病状が悪くなってくればどうしても入院せざるを得ない状況になってしまうのです。中には、夫婦関係や親子関係が悪く、家族に世話をしてもらうくらいだったら病院に入院している方がずっとましだと思っている患者さんもおり、必ずしも自宅で過ごすことがよいとは限らないのが実情です。

同じことは、緩和ケア病棟に入院している患者さんが、いったんは家に帰りたいという場合にも言えます。本人の家に帰りたいという思いが強く、家族もそれを受け入れることができる状況であれば、すぐにでも家に帰ってもらい、あとは在宅ケアにスムーズに移行できるのですが、本人の帰りたいという思いがあっても、家の受け入れ準備が不十分であったり、受け入れる意志が希薄だったりすると、なかなかそれも難しくなります。その場合は家族との話し合いや調整も必要になってきますが、それでもやはり自宅での受け入れは困難だというケースは多々あります。そうなれば、あとはいかに病院の中で、心地よく過ごしてもらえるかを工夫していくしかありません。

一方、患者さんの思いもそう単純ではありません。元気なときと病状が悪化してきたときとでは、同じ家で過ごすと言っても状況が全く異なるのです。元気なときは何ひとつ不自由なく過ごせるので、それは居心地がよいと感じるでしょうが、病状が進み一人では何もできなくなってしまった状態になると、今度はみんなに手伝ってもらわなくては生活ができません。世話をしてもらうことにさほどためらいを感じずに、すべてをお任せしようという割り切りの気持ちが持てれば、それはそれで居心地がよいと感じるかもしれませんが、たいていの患者さんはみんなに迷惑をかけてしまい申し訳ないという思いを持つようになります。つまり家に帰ってこられたのはよいのですが、みんなに迷惑をかけてしまうことへの心苦しさが新たに出てくるため、その二つを常に天秤にかけながら、どちらを中心に置くべきかと日々葛藤しながら生活することになるのです。

そんなことがあるせいか、いくら家の人が協力的であったとしても、これ以上みんなに迷惑をかけたくないという思いから、自分の意志で入院したいと言い出す患者さんも少なからずいます。そんなこと気にする必要はないと言われても、それを気にするのが日本人なのです。西洋人は自分を中心に考えることに慣れているので、個人主義的な発想や振る舞いをあまりいけないことだとは思わないのでしょうが、個人よりもつながりや関係性、相手の気持ちを重視する日本人には、多少自分が犠牲を払ってでもみんなに迷惑をかけない方が気持ち的にはずっと楽だと感じる人が多いのです。ですから、たとえ家にいたいという思いがあったとしても、みんなに迷惑をかけてまでは家にいたくないという思いの方が強ければ、結局は入院することを選ぶのです。このような患者さんは、自分が家にいることの心地よさよりも、みんなに迷惑をかけないでいられることの安堵感の方が大きいのです。この感覚はいかにも日本人的だと言えばそうですが、自分の死が近づいている状況であっても周囲への気遣いを忘れないという、この日本人的な思いやりの心を私は大切にしていきたいと思っています。

このように、最後のときが近づいている患者さんの場合、入院をしたらよいのか、それとも家にいる方がよいのかという問題は、患者さんや家族の思いが複雑に絡み合っている場合も多く、そう単純ではありません。基本的には患者さんの思いを軸に考えていくのですが、同時にそれを受け入れる家族の気持ちにも配慮する必要がありますし、また患者さん自身にもみんなに迷惑をかけたくないという思いが出てくるため、それらすべてを考慮しながら、最も適切な落としどころを見つけていくというかかわりが大切になってきます。

病気ではあっても「病人」ではない

またこれらの思いとは別に、病院に入院していると本当の病人になってしまうという危機感から、退院をしていった患者さんもいました。

その患者さんは、母親と五歳になったばかりの娘さんとの三人暮らしをしている四十代の乳がんの女性でした。すでに肝臓や骨にまで転移しており、積極的な治療はもはや困難な状態でした。しばらく外来で痛みのコントロールをしていたのですが、なかなかスッキリしませんでした。そこで痛みのコントロール目的で緩和ケア病棟への入院を勧めてみたところ、少しでもこの痛みが楽になるのならばということで入院を了承してくれました。私としては一週間もすれば痛みは楽になり退院もできるだろうと考えていたのですが、実際にはなかなか上手くいきませんでした。さらに、家にいるときは何とか動けていたのですが、入院後はどうしても横になって過ごすことが多いため筋力が低下し、一気に歩けなくなってしまったのです。そのことに焦りと恐怖を感じた彼女は、入院十日目に突然私に言ってきました。

「先生、このまま入院していたら、私、本当の病人になってしまいそうです！」

その言葉に私はハッとさせられました。そうなのです。彼女は病気ではあっても、決して病人ではなかったのです。私たちはつい病気を患っている人はすべて病人だと思ってしまいがちです。患者さんが入院するとほとんどの時間をベッドの上で過ごすようになるせいか、つい気持ちも沈みがちになり、いつも悪いことしか考えないようになってしまうのです。しかし彼女はそうではありませんでした。入院生活を続けることで次第に動けなくなり、心も段々と塞ぎ込んでいく自分に気づいたのです。このまま入院を続けていたら身も心も本当の病人になってしまうと思ったのでしょう。そんな危機感を振り払うかのように彼女は退院を決意しました。結局その日のうちに退院手続きを済ませ、母親と一緒に自宅へと戻っていったのでした。

一週間後、彼女は母親に付き添われながらも、何とか外来に来てくれました。元来明るい性格の彼女でしたので表情はニコニコしていましたが、身体の方はずいぶんとつらそうでした。

「痛みの方はそれほど変わっていませんが、状態は入院する前よりも悪くなっていると思います」

他人事のようにあっけらかんとして自分の現状を報告してくれました。病状が悪化しているのは誰の目から見ても明らかでした。しかし、入院していたときには病人になりかけていた彼女でしたが、そのときはもう本来の自分を取り戻していました。

しかしそんな彼女をあざ笑うかのように病状は日に日に悪化していきました。食事もほとんど入らなくなり、ついには外来通院もできなくなってしまいました。通常であればもうとっくに入院をするべき時期だったのですが、彼女はなかなか首を縦に振りませんでした。できるだけ娘と一緒にいてあげたいからというのがその理由でした。

この頃にはもう以前のような快活さはありませんでした。ほとんど家で寝ているだけの生活でしたが、トイレだけは這いながらも自分で行っていました。もう、そう長くないだろうことは誰の目からも明白でした。他の医者に往診に来てもらうことを嫌がっていたため、私自身が彼女の家に毎日赴くことにしました。日ごとに状態が変わり、意識も次第に薄れていく中、最後の力を振り絞るようにして彼女は私に言いました。

「先生、私、みんなに迷惑をかけるようだったら入院してもいいですよ」

かすかに聞き取れるほどの小さな声でしたが、確かに彼女はそう言いました。

「別に誰にも迷惑なんかかけていないから、このまま家にいたらいいよ」

私がそう言うと、傍らにいた母親も彼女の耳元で囁きました。

「いいのよ、お母さんもあなたがこうして家にいてくれる方がうれしいんだから」

母親の言葉を聞いた彼女は、かすかな笑みを浮かべ、再び穏やかな眠りの中へと入っていきました。

次の日、彼女は静かに旅立っていきました。何も知らない娘さんは、彼女の傍らで安心しきった様子ですやすやと寝息を立てていました。きっと夢の中で母親の旅立ちを見送ってくれていたことでしょう。

彼女は最後まで家にいることを希望していました。彼女にとっての安らぎの場所はあくまでも家だったのです。そして紛れもなく彼女は亡くなるまで病人ではありませんでした。亡くなる前日に口にした「みんなに迷惑をかけるようだったら入院してもいいですよ」という母親や私を気遣った言葉も、彼女が病人ではなかったという証だと思います。慣れ親しんだ家のぬくもりを感じながら、何でも言える母親と最愛の娘とで過ごす一日一日が、彼女にとってこの上ない安らぎの時間だったにちがいありません。

実は彼女は娘さんのために、手紙と肉声を録音したテープを残していました。まだ外来通院ができていたときに、将来、娘さんに寂しい思いをさせたくないという気持ちから、小学校、中学校、高校、大学それぞれの入学時にお祝いとして渡す手紙や、成人式、就職、結婚、出産のときのお祝いのメッセージカードを作っていたのです。天国から届いたお母さんの手紙を読むたびに、娘さんもきっと、お母さんがいつも自分を見守ってくれているという思いを強くするにちがいありません。これも、病人ではなかった彼女だからこそできたことなのではないでしょうか。

がんという病気になっても、人は必ずしも病人になるとは限らないということを、私は彼女から教えてもらいました。

スピリチュアルケアの新たなる可能性を求めて

緩和ケアではよくスピリチュアルケアとかスピリチュアルペインという言葉が使われます。しかしこの言葉の概念があまりにも漠然としすぎているせいか、未だにはっきりとした定義がありません。そのため医療者や宗教家、哲学者、教育者、セラピストといった専門家や、スピリチュアルな世界に関心のある一般の人たちがそれぞれの立場や視点から様々なことを言っているため、この世界はいささか混乱気味であるのは事実です。中にはお互いを非難したり罵倒したり否定したりといったことも見受けられますが、それくらいスピリチュアルという言葉には多種多様な意味合いが含まれているということです。

ここでお話しするスピリチュアルケアとは、あくまでも緩和ケアにおけるものなので、とりあえず次のように考えることにします。つまり「なぜ、自分は死ななければならないのか?」「どうしてこんなつらい状況なのに、私はまだ生き続けなければいけないのか?」といったような、自分の生や死にかかわる心の底からの叫びともいうべき苦悩、苦痛のことをスピリチュアルペイン、それに対するケアやかかわりのことをスピリチュアルケアと呼ぶことにします。

ある程度の高齢の患者さんであれば、「もう年ですから、そろそろお迎えが来る頃だと思います。先生、あとは楽に逝かせてやって下さい」というようなことを言う人も少なくありません。このような人たちは、人生をそれなりに生き、自分の死を受け入れる心の準備もできているのでしょう。だからこそ、そこにあまり苦悩を感じることはないのかもしれません。しかしその一方で、比較的まだ若い人や小さな子どもを残して逝かなければならないような患者さんの中には、「なぜ！　どうして！」といったスピリチュアルペインに大いに苦しむ人が少なからずいます。人生これからというときにがんになり、愛する家族を残してこの世を去らなくてはならないのですから当然と言えば当然です。もちろん年齢に関係なく、若くても淡々と現実を受け入れられる人もいれば、高齢の方でも「まだ死にたくない！　何とかしてくれ！」と懇願する人もいます。ですからどんな人でもスピリチュアルペインに苦しむわけではありませんが、そのような苦悩に対する援助が必要な患者さんはそれなりにいます。

本当に苦悩の意味に気づけるのか？

では、このような苦悩にどうかかわっていったらよいのでしょうか。この難問に答えるためには、まずどうなったらスピリチュアルケアが上手くいったと言えるかを考える必要があります。単純に考えるならば、患者さんの抱えている根源的苦痛がなくなり、気持ちがとても楽になったならば、とりあえずそのスピリチュアルケアは上手くいったと言ってもよいのではないでしょうか。ではなぜ患者さんは、その苦悩から解放されたのでしょうか。それには様々な要因が考えられます。ある人は「自分は今まで自分の力で生きてきたと思っていたが、実は生かされている存在だったんだ」ということに気づいたからだと言うかもしれません。あるいは「死んだら小さい頃に亡くなった母親に会えるし、また子どもたちをいつもそばで見守ってあげることができるようになる」と思えるようになったからかもしれません。また「自分の肉体はなくなるかもしれないが、でも自分は妻や子どもの心の中で生き続けることができるんだ」ということに気づき、救われた気持ちになったからかもしれません。このように、なぜ生きているのか、なぜ死ななければならないのかといったことの意味や価値に気づくことで、今までの苦悩が氷解するような、そんな体験ができたならば人はまさにスピリチュアルケアによって見事に癒されたと言えるのです。

しかし自分の死に直面し、苦悩のどん底にいる患者さんの中で、一体どれくらいの人が自分の人生や苦悩の意味や価値、目的といったことに気づくことができるのでしょうか。人は自分の力で生きているのではなく、生かされている存在なので、あとのことは自然の流れに任せればよい、などということを頭でわかってはいても、まだ死にたくないと思っている人が、果たして本当にそんな思いになれるかとなると甚だ疑問です。確かにそんな思いを持つことができる人もいるかもしれません。しかし結局最後までそんな思いを持つことができず、悶々として同じような苦悩を引きずりながら、いつしか永遠の眠りにつくという方が圧倒的に多いように思うのです。また、どんなにすばらしいスピリチュアルケアをしたところで、誰もが苦悩の意味に気づけるわけではありません。そのような気づきを得られる人は、やはりそれなりの人生経験や苦労をされ、それを通して様々なことを学び考えるといった経験を持っていたり、もともと宗教や哲学に関心があったり、あるいは神秘体験を経験していたりといった、そんな心の準備状態がある程度整っている人ではないかと思うのです。そのような人であれば年齢に関係なく、スピリチュアルケアという、ひとつの気づきのきっかけを提供するようなアプローチを通して、もしかしたら自分の死に直面したときに、今の現実に意味を見出し、心静かに死を受容することができるようになるかもしれません。逆にそのような心の準備状態がない人に、死ぬことに意味を見出してもらおうと、あれこれ努力をしたとしても、それはなかなか難しいことではないかと思うのです。

現実を受け入れることの難しさ

ある四十代の胃がんの女性がいました。彼女は三十代で胃がんの手術を受けたのですが、その七年後に再発、そのため再び手術をするも、すでにがんはお腹いっぱいに広がっており、やむなくそのままお腹を閉じることになりました。彼女には三つ年上のご主人と、小学生の双子の男の子がいました。小さな子どもを残してまだ死ぬわけにはいかないという彼女の思いとは裏腹に、病魔は確実に彼女の身体を蝕んでいきました。近い将来、自分の死が現実のものとなるであろうことを感じ始めた彼女は、あるとき外来で、どうして私はこんなに苦しまなくてはいけないのかと、怒りとやるせなさが入り交じった思いを私にぶつけてきました。

しばらく彼女の話に耳を傾け、一段落したところで、私はおもむろに自分が思っていることを話し始めました。

「あなたが、こうして一生懸命にがんばり、生き続けようとする姿を見ていると私はとても勇気がもらえます。ましてやご主人や子どもたちが、そう思わないわけがありません。たとえあなたが死んでしまったとしても、その思いは家族の心の中に永遠に残ります。もしかしたら、その思いが子どもたちの将来の人生に大きな影響を与えるかもしれません。世の中に大きく貢献するような人間になるかもしれません。もしそうだとしたら、あなたは確かに亡くなるかもしれませんが、でもそれは、子どもたちが大きな人間に成長するためにはどうしても必要なことだったのかもしれません。そうであれば、あなたにはそのような役割があったということになります。百歩譲って仮にそんなことがなかったとしても、私はあなたが一生懸命に生きている姿を十分に知っていますし、いつかそれを文章にして世の中に出そうとも思っています。それを読んでくれた人たちが、多少なりとも勇気をもらい、自分もつらいけどがんばってみようと思ってくれたならば、それだけで今あなたがこうしてがんばっていることに十分意味があることになります。私はそう思っています」

この私の言葉を聞いて、彼女はその場で泣き崩れました。

「そう言ってもらえてうれしいです。とても気持ちが楽になりました。死というものが今までは怖くて仕方なかったけど、先生の今の話を聞いて、生きる、死ぬということよりも、今を一生懸命に生き続けさえすれば、それでいいんだって思えました」

そんな言葉を残して彼女は外来を後にしました。

それから数ヵ月後、食事がほとんど入らなくなった彼女は緩和ケア病棟に入院することになりました。痛みは薬を使ってコントロールできていましたが、状態は少しずつ確実に悪くなっていきました。それでも、病室でワインパーティーを開き、ご主人や子どもたち、そして私と病棟のナースも入り、楽しいひとときを持ったり、ボランティアが来た日は必ずアロマセラピーのマッサージを受けたりして、何とか毎日を穏やかに過ごしていました。

彼女は自分の病状が悪くなっていることを十分に理解していました。私は緩和ケア病棟に入院し、落ち着いた日々を送っている彼女を見て、現実を受け入れているのだなと思っていました。しかし実際はそうではありませんでした。小学生の子どもを残してまだ死ぬわけにはいかないという思いが彼女の中にはあったのです。もう自力では動けなくなっていた彼女でしたが、突然、退院したいと言うのです。理由を聞くと「このまま入院していたらどんどん悪くなるような気がするので、家に帰ってがんばりたい」とのことでした。ご主人も「本人が帰りたいというのであれば帰らせます」と言ってくれたので、すぐさま訪問看護の手はずを整え、その三日後に退院することになりました。ご主人が運転する車に私も同乗し、無事家までたどり着くと、あとはみんなで部屋にあるベッドまで運び入れました。

しばらくしてから、これで帰るからと彼女に声をかけると、

「先生ありがとう、私、がんばります」

と、言ってくれました。

私はうなずきながら「わかった」とひと言だけ言って、そのまま家をあとにしました。

彼女が息を引き取ったという連絡をもらったのはその次の日でした。愛するご主人と子どもたちに見守られながら四十二歳の人生に静かに幕を下ろしたのでした。

彼女は年齢的にもまだ若く、子どもたちも小さかったので、そう簡単に現実を受け入れられないのも無理からぬことです。三十代で胃がんになり、嫌でも自分の死を意識せざるを得ないこともあったと思います。そんな不安や恐怖を感じながらも、子どもたちを一生懸命に育て、一日一日を大切にしながら生きてきたのです。しかしだからと言って、自分の死を受け入れる心の準備ができるとは限りません。小さい子どもを残して死ぬことを受け入れられるほどの悟りの境地に達することなど普通はできません。しかし私は何とか少しでも気持ちが楽になり、少しでも現実を受け入れられるようになれればいいと思い、外来でずいぶんと彼女の苦悩や心の葛藤について話を聴き、また私も死についての話をいろいろとしました。彼女も涙を流し「気持ちが楽になった」と言ってくれましたし、少なくともその後は、あまり死についての不安や恐怖については語らなくなりました。そんな彼女を見て、もしかしたら自分の死をずいぶんと受け入れられるようになったのかもしれない、と思っていたのですが、現実はそうではなかったのです。彼女の中には次第に病状が悪化していくことへの危機感が募っていったのでしょう。「このまま入院していたらどんどん悪くなるような気がするので、家に帰ってがんばりたい」という言葉が、現実を受け入れられない彼女の本心を如実に表していると思います。

必ずしも死と向き合う必要はない

彼女が人生の意味を見出したり死を受容したりするに至らなかったのは、私のスピリチュアルケアが下手だったからだと言われたらそれまでですが、しかしそのような境地に達していなくても、比較的穏やかに病棟で過ごすことはできていたように思うのです。そうであれば、必ずしも死を見つめるということをしなくてもよいのではないかという気がするのです。つまり生きる意味などを見出すことでスピリチュアルペインを乗り越えようとするのではなく、もっと一般人的な視点に立ち、小難しいことはさておき、とりあえず「今」を穏やかに過ごせたら、それはそれでよいのではないかと思うのです。本質から目をそらしているとか、もっと自分の内面を見つめる必要があるとか言う人もいるかもしれませんが、私としては、アロマセラピーをしてもらって心地よいひとときに身も心もゆだねたり、家族とたわいもない話をしながら平凡な時間を過ごしたりすることで、一時的にせよスピリチュアルペインから解放されるのであれば、それはそれでよいのではないかと思うのです。

もしそうだとするならば、スピリチュアルペインという答えのない苦悩に囚われ、巻き込まれてしまっている状況はとりあえずそのままにしておき、それとは別に、どんな方法であれ、どんなかかわりであれ、またそれがどんな人によるものであれ、その患者さんが少しでも心地よく、楽に、落ち着いた時間を過ごせるようなことを上手く見つけ出し、提供することができたならば、それはスピリチュアルペインからの解放の第一歩になるのではないかと思うのです。なぜならば、その患者さんはスピリチュアルペインを持ちながらも、心地よい時間を過ごすことができているからです。何もスピリチュアルペインそのものを解決しなくても、その苦しみから解放されることは十分に可能なのです。難問を解いたり禅問答にチャレンジしたりするのが好きな人を除けば、一般の人は答えのないような問いを考えるのはあまり好きではありません。考えれば考えるほど堂々巡りに陥り、より一層思い悩むことになるからです。そうであれば敢えてそんな無謀なチャレンジなどせずに、もっと気楽にでき、しかも気持ちが楽になることに取り組んだ方がずっとよいのではないかと私は思うのです。だからと言って本質を見つめることから逃げなさいと言っているわけではありません。もっと気楽な思いの中で時間を過ごしたり人とかかわったりする中で、ちょっとしたやりとりや話、コミュニケーション、体験を通して、ふと、疑問の答えが見つかることもあるかもしれません。正直言って、思い詰めたような状況の中で気づきを得るというのはなかなか容易なことではありませんが、もっと気持ちが楽になるような環境にいるときの方が、ちょっとしたきっかけにより気づきが得やすいと私は思っています。ですから、これがスピリチュアルケアだ！などと肩肘を張ったかかわりではなく、医療者ももっと気楽で自由な発想を持って、様々な視点から患者さんの気持が少しでも楽になるようなかかわりをしてあげれば、それがひいてはスピリチュアルケアになっていくのではないかと思っているのです。

そう考えるならば、その方法には多種多様なものがあります。「どうして自分だけがこんなにつらい思いをしなくてはいけないのか」といった苦悩が一時的にでも紛れ、少しでも気持ちが楽になるようなものがあれば、何でも構わないのです。例えばアロマセラピーやマッサージ、リフレクソロジー、タッチングといった、触れてもらうことで癒しをもたらすものもあれば、芸術療法や音楽療法のように視覚や聴覚を通して癒しをもたらすものもあります。どんな方法であれ、患者さんの意識が「今ここ」の世界に向けられ、少しでも苦悩から解放される時間が持てたならばそれでよいのです。

治療的代替療法もスピリチュアルケアになる

その意味では免疫療法のような治療的代替療法も、私は立派なスピリチュアルケアの道具になりうると思っています。

以前、二十代の骨肉腫の男性が入院してきました。とても優しく思いやりのある青年であり、その家族もまた彼に一生懸命尽くしていました。さんざん手を尽くした治療もむなしく、すでに肺や肝臓、骨にも転移が広がっており治療は困難な状態でした。しかし家族は希望を持ち続けていましたし、本人もまだあきらめていませんでした。両親は、以前からがんに効くと言われている高濃度ビタミンC点滴療法を是非試みてほしいと言ってきたので、本人の意思を確認した上でそれを始めることにしました。一回数万円もする点滴だったのですがそれを毎日しました。しかし期待とは裏腹に病状は次第に悪化していくばかりでした。

スピリチュアルケアを考える場合、その対象は患者本人だけとは限りません。本人よりも家族の方が苦悩していることも少なくなく、その場合には家族に対するスピリチュアルケアも必要になってきます。しかしそうは言っても、「どうしてこの子が親よりも先にがんで死なないといけないのか」という思いを和らげるのはそう簡単なことではありません。このケースの場合、特に母親の苦しみは計り知れないものがありました。彼は母親が泣く姿を見るのが忍びなく、そのため母親の前ではいつも気丈に振る舞っていました。そんな思いを痛いほどわかっていた母親も、彼の健気にがんばる姿を見ていると、つい涙が出てきてしまうのでした。そうなったらすぐに病室を出て、しばらく休憩室や廊下で泣いているしかありません。ひとしきり泣いたあと、涙が乾いた頃を見計らってまた病室に戻ってくるという、そんなことを日に何度となく繰り返していました。

お金に糸目はつけないと断言し、高濃度ビタミンC点滴療法もずっと続けていましたが、それはまさに両親にとっては最後の希望の灯火だったのです。しかしその一方で、もうダメかもしれない、どこかで気持ちを切り替え、現実を受け入れないといけない、という思いも持っていました。しかし目の前にいる息子が一生懸命に生き続けようとしているのに、それをただ見守るだけしかできないことに、この両親はとても耐え切れなかったのです。家族思いの、まだ二十代そこそこの最愛の息子が必死に生きようとしている姿を見て、何とかしてあげたいと思わずにはいられなかったのです。

しかしそのような願いもむなしく、状態は日に日に悪化していきました。そのため、もう、そう長くはないだろうことを両親に説明すると、母親はその場で泣き崩れ「もうこれ以上この子を苦しめることはしないで下さい、もう楽にさせてあげて下さい、ね、お父さん、それがいいわよね」と目に涙を一杯ため、すがるようにしてご主人を見つめていました。

このような状態にまで悪くなったがん患者さんに対して、免疫療法にせよ高濃度ビタミンC点滴療法にせよ、実際にはまず効果はないであろうことは誰にでも予想はつきます。そうであれば、そんな高額な代替療法をする意味などないのでしょうか。いや、私はそうとは思いません。現に、死に直面している彼を何とかしてあげたいという家族の必死の思いを、この点滴は少なからず支え、癒し、そして希望を持たせ続けてくれたではないですか。これをスピリチュアルケアと言わずして何というのでしょうか。もしも私が「そんな効くとは思えない治療に大金をはたいて、よくなるかもしれないなどという非現実的な期待感にいつまでも執着しているのではなく、もっと現実をしっかり直視し、残り少ない息子さんとの大切な時間を有意義に過ごしたらどうでしょう」と、その両親にそれとはなしに伝え、点滴をすることを断ったならばどうなっていたでしょうか。彼の生きられた時間の長さにさほどの違いはなかったと思います。しかしこの点滴なしに、一体どれくらいこの両親の苦悩を和らげてあげることができたでしょうか。もしかしたら何もしてあげられなかったという自責の念に苛まれ、より一層苦悩を強める結果になっていたかもしれません。

現実を直視し、子どもの死をも受容できるようなケアも必要かもしれませんが、しかし実際にはそんなことができるほどの悟りを開いた人など滅多にいません。何かできないだろうかと思い、悩み苦しみながら様々な代替療法を試してみるというのは、親としてごく当たり前な行動だと思うのです。たとえ無駄だと思われる治療であったとしても、それにより患者さんや家族の苦悩が少しでも軽減されるのであれば、それも立派なスピリチュアルケアのひとつだと私は思っています。

死の話で心にゆとりができた

もちろんこのような代替療法を持ち出すまでもなく、目の前の患者さんの苦悩を少しでも楽にさせてあげられたら何でもよいのです。

あるとき三十代の卵巣がんの女性が入院してきました。すでにがんは全身に広がっていましたが、介助で何とかトイレ歩行くらいは可能な状態でした。もともとケアマネージャーの仕事をしていた彼女でしたが、あまり社交的なタイプではなく、どちらかと言うと物静かな性格の女性でした。ただ、初めて受けたアロママッサージがとても気に入ったらしく、それだけは毎日やってほしいという強い希望を持っていました。そのためナースやボランティアのセラピストが可能な限り毎日施術をするようにしていました。その頃にはまだ「痛みが取れたら歩いて散歩に行けるかなあ、少しでも家に帰れたらいいなあ」といった希望的な発言も見られていましたが、入院して一週間後のある日、突然左脚の麻痺が出現、尿意も感じなくなってしまいました。これはがんの進行が脊髄にまで及んだことによる症状でした。麻痺が進むにつれ、ほとんど寝たきりの状態になってしまい、その頃から、「もう動けないし、何も考えたくない」と悲嘆が強くなり、「死にたい。早く楽になりたい」「あー、しんどい。早く死なせて」「お迎え来てほしい。会いたい人もいない」といった、早く死にたいというニュアンスの言葉が頻回に聞かれるようになりました。そんな状況でも、本人の好きなアロママッサージは毎日のように受けていましたが、そのときだけは表情も穏やかになり、精神的にも落ち着いているように見えました。しかし、それ以外のときは悲観的な言動が多く、私が部屋を訪れていろいろとたずねても「死にたい」としか言ってくれませんでした。その後、肺炎を起こし、呼吸困難の苦しさを経験したせいか、その日を機に「逝くのが怖い、死にたくない、治療して」と、今度は死への恐怖を訴える発言に変わってきました。ときを同じくして母親の強い希望もあり、丸山ワクチンを始めることになり、家族から丸山ワクチンで治った人もいるという話を聞いてからは、介助ではありましたが食事も積極的に摂取するようになりました。

そんな折、私が回診で彼女の部屋を訪れると、突然「あの世へ逝くのが怖い」と言ってきたのです。彼女の言葉はいつも単語を並べるような話し方で、あまり物事を深く考えて話をするようなタイプではありませんでした。そのため私が「死んだらどうなると思うの」とたずねたところ、「わからない」とひと言だけ言ってそれ以上の会話は続きませんでした。彼女の口から「あの世」という言葉が聞かれたのに話がこれで終わっては、死についての話ができるせっかくのチャンスをみすみす逃してしまうことになり、それはあまりにももったいないと思った私は、それならばこちらからあれこれと話をすることで、彼女の死への不安を少しでも軽減できたらと考えました。

「死んだらどうなるかは実際にはわからないけど、いろんな人がいろんなことを言っていて、例えば……」と言って、死後の世界の話、生まれ変わりの話、臨死体験の話、さらに死んだあとは全く苦痛がないこと、歩けない人も歩けるようになること、今度生まれ変わってきたらまた会えるかもしれないことなどについて、本で読んだり患者さんから聞いたりした話を織り交ぜながら、あれこれ三十分以上話をしました。

一通りしゃべり終えたところで彼女に「どう思った？」とたずねたところ、ひと言「うれしい」という言葉が返ってきました。それ以上の感想は言ってくれなかったので何がうれしかったのかはっきりとはわかりませんが、多分、生まれ変わってまたこの世で生活ができるのであれば「うれしい」と言いたかったのではないかと、私は勝手に解釈しました。

次の日、いつものように回診時に彼女の部屋を訪れたのですが、そのときに彼女が私に投げかけた第一声にびっくりしました。

「昼ご飯食べた？」

このとき初めて、彼女は他者を気遣う言葉を口にしたのでした。これは驚きであると同時に感動でした。なぜならば、今までは自分のことだけで精一杯であり、とても周囲の人に気を配る余裕などなかった彼女でしたが、私の昼ご飯の気遣いをしてくれるくらい、心にゆとりができたんだと思えたからです。先日の話で、彼女の心はずいぶんと軽くなったようでした。その日も楽しい「死の話」をたくさんしました。

「先生に毎日話をしてほしい。先生、今日も来るかなあ。先生と話すと楽になる。今日は何の話をしてくれるか楽しみ」

そんなことを担当のナースにも言うようになり、私が来るのを心待ちにしてくれるようになりました。その頃にはほとんど「死ぬのが怖い」という発言は見られなくなりました。

あるとき私が「死んだあと、四十九日間は、自分が行きたいと思うところはどこにでも自由に行けると言われているんだけど、どこに行きたい？」とたずねると、

「フランスと沖縄、あと北海道」と彼女は答えました。

私がどうしてかとたずねると、フランスは新婚旅行で行きたいと思っているところであり、沖縄は修学旅行で行ってとてもよかったのでもう一度行きたいとのことでした。北海道はまだ行ったことがないので、是非旅行に行ってみたいというのがその理由でした。

そこで私が、

「フランスに行ったらお土産を買ってきてね」と言うと、

「またこの世に戻ってこなあかんやんか」と言い返してきたので、

「一度戻ってきて、今度はもう戻ってこないからと言って、またあの世に行ったらいい」と、私も言い返しました。すると彼女はニヤッとして、ボソッとひと言、

「おもろいなあ」と言ってくれました。

またあるとき、こんなやりとりもありました。

「早く元気になりたい。そして先生に雇ってほしい」

「そうだね、元気になったら雇ってあげるね。でもたとえ元気になれなくても、今度生まれ変わってきたらまた会えるかもしれないし、そのときは一緒に仕事しようか」

そう言うと、彼女はうれしそうな表情で「うん」と軽くうなずいてくれました。

ペチャクチャ療法

こんなたわいもない会話でしたが、彼女はとても楽しんでくれたようでした。ほとんど単語のつぎはぎのような会話しかしてくれなかった彼女がペラペラとまではいかないまでも、ボソボソとはしゃべってくれるようになりました。これでもずいぶんと大きな変化でした。

スピリチュアルケアと言うと、患者さんの話にじっくりと耳を傾け、こちらからは余計な話はせず、とにかく受容と共感の思いを持ちながら傾聴するといったイメージがあるのですが、彼女に対してはこのパターンと全く正反対のかかわり方でした。でもあれほど「死にたい」「死にたくない」「怖い」と言っていた彼女が、「面白い」「楽しい」「うれしい」といった言葉を笑顔で言ってくれるようになったのです。これは、彼女の話をじっくり聴くというよりも、ユーモアを交えながら積極的に死についての話を敢えてこちらからすることで、死への不安や恐怖がずいぶんと和らいだケースではないかと思っています。もしかしたら面白おかしく話した死にまつわる話を聞きながら、死によってすべてが終わるわけでも現在の関係性がなくなるわけでもなく、つながりは死後もずっと続いていくのかもしれないという漠然とした思いを抱くようになり、それが死に対する不安や恐怖を薄れさせていったのかもしれません。

いずれにせよ、このケースでは私が主に話をするというかかわり方をすることで、彼女のスピリチュアルペインはずいぶんと軽減されました。方法論の是非はともかくとして、結果として患者さんが楽になったのですから、このペチャクチャ療法（？）もスピリチュアルケアとしての役割を十分に果たしたのではないでしょうか。もちろん私の話だけで彼女の思いが変わったわけではないと思います。特に毎日のようにアロマッサージをしてくれたナースやボランティアの方々がいたからこそ、彼女も精神的な安定が図られ、それにより私の話も受け入れやすくなったという背景もあったと思います。

スピリチュアルケアの方法は多種多様

最後に私が考えているスピリチュアルケアについて少し述べてみたいと思います。

スピリチュアルペイン、つまり「どうして自分が死なないといけないのか」といった魂からの叫びとも言うべき苦悩から、少しでも解放され、気持ちが楽になり、安堵感が生まれ、心に安らぎがもたらされるような、そんなかかわりがスピリチュアルケアです。しかし、そもそもこのような苦悩に対する答えなど存在しないのです。あるのは、その人にとっての気づきや理解、解釈、ファンタジーであり、その人にとっての真実であり、その人にとっての受け入れ可能な物語なのです。ですからその人が「天国に行ける」「魂として永遠に生き続ける」「草葉の陰から家族を見守ってあげられる」等々、そこに自分が楽になるような、自分の腑に落ちるような気づきや意味を見出すことができたならば、どんな方法を利用したとしても、またどんなかかわりによりそれがもたらされたとしても、それは立派なスピリチュアルケアになるのです。これがスピリチュアルケアだという確立されたものが最初からあるのではなく、患者さんがスピリチュアルペインから解放され、安らぎを得られたならば、それはすべてスピリチュアルケアだと言えるのです。もちろん、受容と共感、傾聴を中心とした従来的なかかわり方はその基本になるものだと思いますが、そのような方法だけがスピリチュアルケアのすべてではありません。ペチャクチャ療法により気持ちが楽になる人もいれば、仏教やキリスト教の教えを聴くことで苦悩から解放される人もいます。瞑想をすることで「自分は生きているのではなくて生かされている存在」だということに気づいた人もいます。妻や娘の「ありがとう」というひと言で、その人の長年の苦しみが一瞬にして消えた人もいます。以前、テレビで話題になっていたスピリチュアルカウンセラーの江原啓之さんの話や書籍、カウンセリングで救われたという人も数多くいます。最近では、沖縄や東北でよく行われている「ゆた」や「いたこ」による口寄せ（神がかりになって霊魂を呼び寄せ、その意志を伝え告げること）が、愛する人を亡くした遺族のスピリチュアルケアに有効だという研究発表もされています。

つまり、どんな方法であれ、その人がスピリチュアルペインから解放され、気持ちが楽になればそれでよいのです。そこに決まった方法があるわけではありません。人それぞれの歩んできた道のりや人生観、価値観、死生観は皆違うのですから、その人に一番合ったかかわり方をしていけばそれでよいのです。万人に通用するスピリチュアルケアなどないのですから、当然これが絶対などという方法もありません。ある人には有効であっても、ある人には無効であり、またある人には有害なことだってあるのです。だからこそ、その人に合ったかかわり方を見つけていく必要があるのです。スピリチュアルケアとはそういうものだと思っています。

苦悩の意味などわからない

それから、もうひとつスピリチュアルケアを考える上で大切な点があります。それは、自分の苦悩に必ずしも意味を見出したり気づきを得たりする必要はないということです。実際、年齢に関係なく自分の死が間近に迫っていても、淡々と過ごしている人はたくさんいます。「なるようにしかならないのだから、あとは自然に任せるしかありませんよ」と言いながら、残された時間を普段と同様に平々凡々と過ごしている人もごく普通に見かけます。この人たちは、生きることや死ぬことに意味や目的を見出しているのかというと、とてもそうとは思えないのです。中にはそれなりの信念や思いを持っている人もいるかもしれませんが、傍から見る限り、そんなしっかりとした自分なりの死生観を確立しているようには見えないのです。では、この人たちはなぜ、スピリチュアルペインに苦悩せずに日々を過ごしていられるのでしょうか。それは多分「あとはすべてお任せするしかない」という思いが、その根底にあるからではないでしょうか。つまり生死にあまりこだわりを持ったり執着したりしていないということです。そのような人たちは最初からスピリチュアルペインなどないのかもしれません。もっとも「すべてをお任せする」という思いこそが、まさに人生の意味を見出している証拠だと言われたら、それもそうなのかもしれませんが、もしそうであれば、なおさら人生の意味を見出すなどという困難な作業に執着せず、もっと日々の平凡な日常に意識を向けながら時間を過ごした方が、ずっと苦悩が少なくなるのではないでしょうか。しっかりと自分の死を見つめなかったからといって、死んだあとに責められるわけでもないのですから、それならばあまりあれこれ考えずに最後を迎えるというのもよいのではないでしょうか。

まずは苦痛を軽減させること

さらにもうひとつ考えなくてはいけないことは、人は皆、現実を受け入れられる受け皿の大きさがそれぞれ違うということです。つまり、心の成熟度や人生経験、生死を考える上での感性や感受性が皆違うのです。深いレベルでの気づきに至れる人もいれば、こうしなければならない、ああしなければならないといった思い込みによりいつも頭の中が堂々巡りになってしまい、ずっと悩み苦しんでいる人もいます。これはどちらがよいとか悪いとかいう話ではありません。人それぞれの心のありようが異なるだけのことです。そうであれば医療者もその人の心のありように応じたかかわりをしていく必要があるのではないでしょうか。要するに人生や苦悩の意味に気づいてもらうという考え方に基づいたスピリチュアルケアだけでは限界があるということです。

ではこの限界を乗り越えるにはどうしたらよいのでしょうか。それには、人生や苦悩の意味に気づくことが大切だというスピリチュアルケアの大前提を取り払ってしまえばよいのです。先ほども言いましたように、意味を見出したり気づきを得たりしていなくても、スピリチュアルペインを感じることなく最後を迎える人はたくさんいます。そうであれば、あまりそこにこだわる必要はないのではないでしょうか。大切なのは、その人の苦痛や苦悩が和らげられるか否かです。必ずしもスピリチュアルペインがなくならなくても、まずは目の前にいる患者さんの苦痛を少しでも軽減できれば、とりあえずそれでよいのではないでしょうか。たいていの人はスピリチュアルペインという大きな苦悩に囚われ巻き込まれてしまって、そこから出てこられない状態になっています。その状態でいくらもがいても、蟻地獄のようにどんどん深みにはまっていってしまうだけです。そうではなくて、いったんその苦悩から目をそらせるようなこと、つまり一時的にでも気が紛れるようなことを見つければよいのです。それがアロマセラピーであったり、マッサージであったり、ペチャクチャ療法であったり、人によっては免疫療法や高濃度ビタミンC点滴療法といった代替療法かもしれません。その人が少しでも楽になり落ち着き、癒されるものであれば何でもよいのです。

そのようなかかわりを持つ中で、そこには少しずつ信頼感や安心感も生まれてきます。そうなれば、さらに気持ちが楽になっていく度合いも高くなっていきます。根本的な問題は全く解決されていなくても、今感じている苦痛や苦悩を少しでも和らげることができたならば、まずはそれでよいのです。そのような過程の中で、人によってはちょっとしたきっかけで新たな気づきを得られるかもしれません。気づきを得ることを目的とするのではなく、そのようなかかわり方をした結果として、たまたま気づきを得ることができる人がいるという意味です。同じ気づきにせよ、必死になって答えを見出そうとするよりも、その方がずっと自然のような気がするのです。苦悩から何とか解放されたいというこだわりがある限り、なかなかそこからは出てこられませんが、何か心地よいと感じることに意識が向き、そこでゆったりとした時間を過ごすことができたならば、そのときには余計なこだわりがなくなっているので、ちょっとしたきっかけで、ふと「今のままでいいのかもしれないなあ」といったような、その人にとっての大切な気づきを得られるかもしれません。そんな自然な形での気づきも大切ではないでしょうか。

要するに、どんな方法であれ、まずは少しでも今の苦悩が和らげばそれでよいのです。私はこれがスピリチュアルケアの始まりだと思っています。あとはこちらがどのようなアプローチをするのか、その人がどの程度の大きさの受け皿を持っているのかによっても反応は異なります。ですから必ずしも、人生の意味を見出すなどということにこだわる必要はないのです。人によっては、少しでも気持ちが楽になるようなかかわりの中で、その人なりの気づきを得ることができる場合もあるかもしれません。いずれにせよ、最初に抱えていた苦悩は、そのときには多少なりとも和らいでいるのではないでしょうか。それでよいのです。それがスピリチュアルケアなのです。私はそう思っています。

第五章

「希望」を求めて

緩和ケアにも希望が必要

明るい緩和ケア

がん患者さんやその家族が一般外来の待合室で話をしていると、時々緩和ケアの話題が出てくるそうですが、どうも否定的な話の内容しか伝わってきません。「あそこへ行ったらもう終わりだよ」「一度入院したら、もう二度と帰ってこられないわよ」「治療は何もしてもらえないらしいよ」「ただ死ぬのをじっと待っているだけだってさ」等々、私としてはそんなことはないのになあ、と思うような話が普通に飛び交っているとのことでした。一般病棟から緩和ケア病棟に転棟してもらう際に、患者さんやその家族に緩和ケアに関する説明をさせてもらうのですが、そのときにも「点滴や治療はしてもらえないんでしょうか」「一度入ったらもう退院することはできないんでしょうか」といった質問を受けることがよくあります。当然、そんなことはないとしっかり説明をしますし、実際、必要に応じて肺炎の治療や輸血をしたりもしますので、治療を何もしないというのは大きな誤解です。また、痛みや身体の苦痛症状が取れたので一度帰りますと言って退院される患者さんも全体の一、二割はいます。ただし、がんそのものを治すための治療は基本的にはしませんし、またできないような患者さんが大半ですので、その点に関してははっきりと伝えます。

いずれにせよ、一般のがん患者さんやその家族の緩和ケアに対するイメージは、やはり暗いものがあるんだなあと思わざるを得ません。そこには全く希望が感じられないのです。どうしても死のイメージが先行してしまい、緩和ケア病棟に入院したらもうお終いだ、よくなることはもうないという思いが出てくるのだと思います。実際には、緩和ケアに行ったらもうお終いというよりも、そうならざるを得ないくらい状態が悪くなった患者さんが来るわけですから、遅かれ早かれほとんどの患者さんが亡くなるというのはやむを得ないことではあるのです。

しかしそんな思いで入院されてきた患者さんも、緩和ケア病棟の明るさや穏やかな雰囲気に触れ、思っていたイメージと大きく違うことに驚かれます。入院するまではさんざん抵抗していたのに、ひとたび入院したら「もっと早くここに来ればよかった」と言ってくれる患者さんも少なくありません。また、家族が緩和ケア病棟に入院した経験のある人ならば、そのよさやすばらしさを体験してもらっているので、「自分もがんになったらここにお世話になりますからよろしくお願いします」と言われることもよくあります。ですから一度入院を体験された患者さんやその家族にとっては、緩和ケア病棟はとても心地よく過ごせる場所であり、看護師さんもみんなよくしてくれるし、本当にありがたいところだと思ってもらえる場所なのです。

このように死のイメージを強く持っていた患者さんやその家族も、苦痛が和らぐとともに穏やかな時間が過ごせるようになり、またみんなの笑顔や喜びに触れるにつれ、次第に心も落ち着いてきます。すると、「ちょっとお寿司が食べたいなあ」とか「一度、家に帰ってみたいなあ」といった思いを口にするようになります。本当に些細なことなのですが、それくらいのことであれば十分に実現可能なので、できる限りその思いが叶えられるように家族もスタッフも協力しながら、その実現に努めます。このような意味での希望は、緩和ケアで十分に叶えてあげられるものです。身体的、精神的苦痛があるうちはそんな余裕は全くありませんが、それらが緩和されたとき初めて、気持ちにゆとりが生まれ、ささやかながらも、その人にとっての希望が持てるようになるのです。その点、緩和ケアは患者さんの希望を叶える手助けができていると自信を持って言うことができます。

希望のある緩和ケアを目指す

しかしその一方で、緩和ケア病棟にはまだあきらめたくないという患者さんが少なからずいるのも事実です。そのような患者さんの場合、一般的な緩和ケア的かかわりだけで対応するのはなかなか困難です。治療的代替療法などを利用しながら、よくなる可能性はゼロではないということを伝え、多少なりとも治療的かかわりを持つことで初めて、患者さんの心に寄り添ったケアができるのです。それを、「そんな非現実的なことに囚われ、残り少ない大切な時間を無駄に使うのはもったいない」などと言ったところで、結局は自分の思いをわかってもらえないという気持ちを患者さんに抱かせ、より一層落ち込ませてしまうのが関の山です。このように、もう少し患者さんに希望を持ってもらえるようなかかわりも、緩和ケアには必要だと思っています。

データから見るがん患者さんの希望

前章までは私が緩和ケア病棟で経験してきた患者さんとのかかわりの中から感じていたことについて話をしてきましたが、ここでは医学的研究論文のデータをもとにがん患者さんの希望について考えてみたいと思います。

まず、二〇〇五年に『クリニカルオンコロジー』という医学雑誌に兵頭らが発表した「我が国におけるがんの代替療法に関する研究」を見てみることにしましょう。これは全国のがん患者さんに対するアンケート調査の結果をまとめたものですが、代替療法を利用しているがん患者さんの割合は全体の四十四・六パーセントにのぼり、そのうち八十九・六パーセントの人が代替療法として健康食品を利用していました。つまり、がん患者さんの四割の人が健康食品を摂っているということになります。それ以外の代替療法としては漢方薬が七・〇パーセント、気功が三・八パーセントですので、いかに健康食品の割合が群を抜いて多いかがよくわかりま

項目	%
進行抑制を期待	67.1
治ることを期待	44.5
症状の軽減を期待	27.1
現代医学では不十分	20.7
人から薦められて仕方なく	6.7
その他	5.1
無回答	2.3

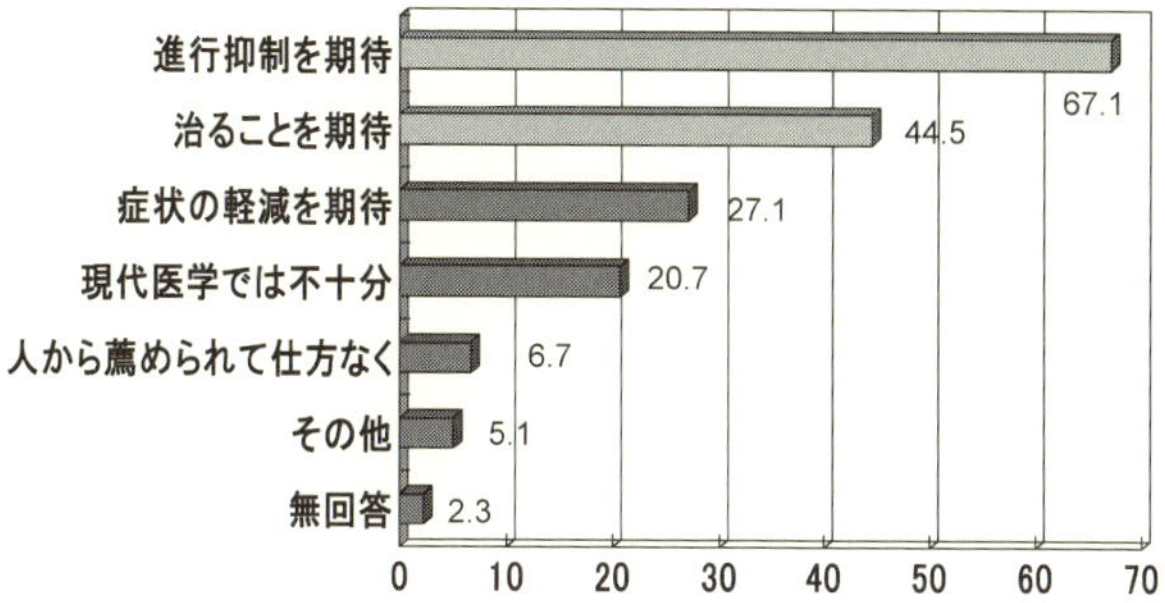

(兵頭ら 2005)

表２　代替療法を利用する目的

す。またどのような理由や目的で代替療法を利用しているのかという質問に対しては、「進行の抑制を期待して」が六十七・一パーセント、「治ることを期待して」が四十四・五パーセント、「症状の軽減を期待して」が二十七・一パーセント、「現代医学では不十分」が二十・七パーセント、「人から薦められて仕方なく」が六・七パーセント、「その他」が五・一パーセント、「無回答」が二・三パーセントという結果でした。

これを見るといかにがん患者さんの多くが、がんの進行が抑えられたり、治ったりすることを期待して代替療法を利用しているかがよくわかります。もちろん実際には、これらの健康食品ががんの進行を抑えたり治したりするという科学的根拠はありません。またその後、当時最も人気の高かったアガリクスに関する体験談の内容が実は全くの捏造であったということがわかり、警視庁もこのような体験談商法の取り締まりを強化しました。そんな事件があってからはアガリクスの人気は急降下しましたが、しかし今なお健康食品の人気は根強いものがあります。

日本人はどのような死を望ましく思っているか

もうひとつの研究論文は二〇〇七年に宮下らが発表した「日本人にとっての望ましい死の研究」です。この研究のもとになったのが、平井らが終末期のがん患者さんや家族、医師、看護師らに行ったインタビュー調査の結果でした。この調査でわかったことは、欧米人とは異なり、日本人には最後まであきらめずに治療を行うことが望ましい死だと思っている人が少なからずいるということでした。そのため宮下らは「納得するまでがんと闘うこと」に関する項目も入れたアンケートを作り、これにより望ましい死に関する意識調査のデータが集められました。その結果「やるだけの治療はしたと思えること」が望ましい死だと答えた人が七十八パーセント、「最後まで病気と闘うこと」が望ましい死だと答えた人が七十三パーセントいました。このデータは一般集団二千五百四十八人を対象としたものでしたが、その後二〇〇九年には、がん患者さんや医師、看護師を対象としたデータを発表しています。これを見るとがん患者さんの九十二パーセントが「やるだけの治療はしたと思えること」、八十一パーセントが「最後まで病気と闘うこと」が望ましい死を迎えるために重要だと答えています。

欧米の「望ましい死」	日本の「望ましい死」
苦痛がない	苦痛がない
自分で治療が決められる	納得のいく治療が受けられる
	医師に治療を任せられる
心の準備ができている	心の準備ができている
	意識しないで普段通りの生活が送れる
人生を完成させる	心残りがない
人の役に立つ	迷惑をかけない・家族に心配をかけない
人間として尊重される	人として大切にされること
	最後まであきらめずに治療を行う

（平井、宮下、森田ら2003）

表３　「望ましい死」に関する質的研究

これらの論文からわかることは、日本人の場合、最後まで治療をあきらめたくないという思いを持ったがん患者さんが八割を占めること、そしてその人たちの半分近くが代替療法を利用しているという事実です。もちろん状態が悪くなるにつれ、また抗がん剤の副作用などによる苦しみなどから、もう治療はしたくない、あとは何もしなくても構わないから早く楽になりたい、という思いに変わる人もたくさんいると思います。ですから、緩和ケア病棟に来られる患者さんの八割がそう思っているというわけではありませんが、しかし、最後まで治療を続けてもらいたいという思いを捨て切れないでいる人は少なからずいるということは、ある程度察しがつくのではないでしょうか。

私は以前から、終末期のがん患者さんでも、最後まであきらめたくないという思いを持っている人が少なからずいることは感じていましたが、緩和ケアの発想には、最後まで病気と闘おうとする思いを支えるという視点は含まれていませんでした。もともと緩和ケアや終末期医療という考えは海外から輸入された概念であり、私は必ずしも日本の文化にそぐわない面もあるのではないかという思いを持っていました。でもこの論文が発表されてから、やはりがん患者さんには最後まであきらめたくないという思いを持っている人がかなりいるということがわかり、自分の思いが間違っていなかったという確信を持つことができました。

患者目線と医療者目線

医療者と患者さんとの認識のずれ

先ほど紹介した「日本人にとっての望ましい死」に関するアンケート調査で、もうひとつ興味深いデータがあります。それは患者さんの思いと医者、看護師の思いとの間に大きなギャップがあるということです。がん患者さんは「やるだけの治療はしたと思えること」が望ましい死だと思っている人が九十二パーセントいたのに対して、医者は五十一パーセント、看護師は五十七パーセントでした。また「最後まで病気と闘う」は患者が八十一パーセントであったのに対して、医者は十九パーセント、看護師は三十パーセントでした。つまり、がん患者さんと医療者とでは納得するまでがんと闘うということに対する思いに大きな開きがあるということです。

ではなぜ、患者さんと医療者ではこんなにも意識に違いがあるのでしょうか。これはあくま

望ましい死の要素	医師 n=109	看護師 n=366	患者 n=310
やるだけの治療はしたと思えること	51%	57%	92%
最後まで病気と闘うこと	19%	30%	81%

（宮下ら2009）

表４　「日本人にとっての望ましい死」について

でも私の考えですが、患者さんは自分の命がかかっているので、治る可能性があるというのであればできるだけ治療はしてもらいたいと思うし、また最後まであきらめずに闘いたいという思いを持つのはごく自然のことではないでしょうか。ですからこのデータには希望的観測に基づいた患者さんの思いが反映されているのではないかと思うのです。

一方、医療者の方はどうでしょうか。今までに多くのがん患者さんを診てきているでしょうし、治療もしてきたと思います。がんが再発した患者さんで手術が困難な場合には、通常、抗がん剤を使うことになります。一部のがんを除き、抗がん剤でがんを完治させるのは難しいということは医者であれば誰でも知っています。つまり抗がん剤の投与はあくまでも延命治療として行われるものであり、治すための治療ではないのです。当然、最初は抗がん剤が効いていたとしても、直に効かなくなるため他の抗がん剤に変更されます。そんなことを繰り返しながら可能な限り引っぱり続けます。一方、抗がん剤の副作用で身体は次第にダメージを受けるようになりますが、それでも命には代えられないので治療は続けられます。結局、患者さんが副作用の苦しみに音をあげるか、これ以上続けたら命にかかわると判断されドクターストップがかかるまで治療は続けられることになるのです。

医者や看護師は、客観的かつ冷静な目でこのような現実をたくさん見てきています。最後まであきらめずに抗がん剤をやり続けたとしても、それでよくなるわけではないので、そうであればわざわざ苦しい思いをしてまで抗がん剤治療を受け続ける意味などないという思いが、「最後まで病気と闘う」という思いを二、三割にとどめているのではないでしょうか。つまり最後まで治療をすることの苦痛や無意味さを知っている医療者は、一時的な延命のためにそこまでして治療はしたくないという思いがあるのではないかと推察しています。一方、患者さんの方は、医療者ほど治療の現実に対するイメージが明瞭ではないので、頭で多少は理解していたとしても、いざ自分のことになると、やはり一日でも長く生き続けたいという思いや、つらくても最後まで可能性を信じてがんばりたいという思いが出てくるため、それが八十パーセントを上回る数字を出させたのではないでしょうか。

患者の視点で見えてくるもの

では医療者自身ががん患者になった場合はどうなるのでしょうか。

ある緩和ケア病棟で熱心に働いていたベテラン看護師は自分ががんになり、抗がん剤治療を受けることになりました。しかし病状は次第に悪化、これ以上抗がん剤を続けても治療的意味はなく、単に苦痛が増すだけなのでもう治療を中断する時期になっていました。彼女は緩和ケア病棟のすばらしさも十分に理解していたので、主治医は本人に対してそろそろ緩和ケア病棟に移る方がよいかもしれないということを伝えました。ところが本人からの返答は意外なものでした。

「抗がん剤治療はとてもつらいですが、でもこれを受けているときだけが『自分はまだ生きているんだ』っていう実感を持てるんです。ですから、最後まで治療は続けてください、お願いします」

結局、彼女が亡くなる十日前まで治療は続けられ、ついに緩和ケア病棟に移ることなく、最後は一般病棟で静かに息を引き取ったのでした。

彼女は緩和ケア病棟で人一倍熱心に働いていましたし、緩和ケアのよさも十分に理解していました。当然のことながら一般の患者さんに対しても、最後の時間を過ごす安らぎの場所として緩和ケア病棟のよさを熱心に伝えていました。そんな彼女でも自分自身が患者になることで、医療者目線から患者目線にスイッチされたのでしょう。現実の見え方がガラッと変わってしまいました。医療者ではなく、一人の患者になったのです。その彼女が最終的に選んだのは安らかな死ではなく、最後まで生き続けたいという希望だったのです。

この看護師の言動からも、医療者が患者になったとき、必ずしも医療者目線で現実を見続けられるとは限らないということがわかります。もちろん最後まで医療者の視点で物事を見続け、考えられる人もいるでしょうが、やはり自分が患者になったときに初めて、患者目線で物事が見えてくるという人の方が多いのではないでしょうか。ですから「最後まで病気と闘う」という項目が医療者では二十～三十パーセントでしたが、もしもその人たちが患者になったとき、果たして同じような数字が出てくるかは疑問です。八十パーセントにはならないまでも、五十～六十パーセントくらいにはなるのではないかと個人的には思っています。

このように患者さんの視点と医療者の視点とでは、同じ治療に対する考え方でも大きく異なります。すでに抗がん剤が受けられないような状態の患者さんに対しては、当然のことながら抗がん剤治療はできません。しかし抗がん剤が受けられないからと言って、簡単にはあきらめられない患者さんもいます。そのような患者さんは可能な限り治療を続けたいと思っているのです。たとえそれが効かないとわかっていても、一縷の望みにかけてみたいのです。奇跡が起きるかもしれないと信じたいのです。事実がどうであれ、そこに望みや可能性を見出そうとすることで、今にも崩れ落ちそうな自分を何とか支えようとしているのです。それが患者目線から見える現実であり、患者さんの思いなのです。

一方、医者はどうかと言うと、抗がん剤が使えないような状態の患者さんはもう治すことができないので、あとはどんな治療をしても意味がないと思っています。確かに医学的にはそれは正しいことです。客観的な視点から冷静に見ている医者の判断は間違っていません。だからこそ医者は、その事実を患者にも理解させ、受け入れさせようとするのです。

患者さんの気持ちに寄り添う

このように医者が正しいと思っていることと、患者さんが正しいと思いたいことには大きな隔たりがあり、これが数字にも如実に表れているのだと思います。このような場合、一体どうしたらよいのでしょうか。本来であれば、「まずは患者さんの思いに真摯に耳を傾けて……」と言いたいところですが、多忙な外科や内科の日常診療を見ていると、それはなかなか難しいことのように思われます。患者さんの思いに熱心に耳を傾け、それを叶えるべく労力と時間を費やせるような余裕など実際にはほとんどないのです。通常の診療や手術などで手一杯で、とてもそこまで手が回らないのが現実です。ですからどうしても、客観的事実やデータをもとに、医者が正しいと思っていることをついつい患者さんに押しつけてしまうことになってしまうのです。立場的に弱い患者さんにしてみれば、ほとんどの場合、それを受け入れざるを得ません。もっとも、客観的データに裏打ちされた医者の見解は極めて頑強なものなので、普通の患者さんが抵抗したところでそれを打ち崩すことなど到底できるものではありません。

そうであるならば、せめて緩和ケアに来た患者さんに対しては患者目線で考えてあげたいと思うのです。患者さんがしてほしいと思っていることと、医者がしようと思っていることとが必ずしも一致するとは限りません。だからこそ患者目線から物事を見る必要があるのです。医療者の常識や思い込みをとりあえず脇に置き、患者さんの思いに耳を傾けるならば、患者さんの思いを受け止めることはそう難しいことではありません。最後まであきらめたくないという患者さんの切なる思いを、医学常識という巨大な岩山で無碍に押し潰すようなことだけはしたくないのです。

患者さんが納得できる提案

では、患者目線に立って物事を考えるとは具体的にはどのようなことなのか、実際の患者さんの例をもとにお話をさせていただきたいと思います。

その患者さんは五十代の男性の方でした。胃のあたりの不快感が続くというので、胃カメラをしてもらったところ胃がんが見つかりました。医者はすぐに手術をするように言ったのですが、その患者さんはしばらく考えさせてほしいと言って即答を避けました。彼は何とか手術をせずに胃がんを治したいという思いがあり、そのためある健康食品を飲み始めたのでした。それから一ヵ月くらいが経った頃、その患者さんは私の外来にやってきました。本人はあまり気が進まないようでしたが、家族が半ば強制的に連れてきたようでした。家族にしてみれば、胃がんを健康食品で治すなんてバカなことはやめ、一刻も早く手術を受けてもらいたいという思いだったのです。しかし当の本人は未だに手術を拒んでおり、そのため何とか私からもう一度説明をして、手術を受けるよう説得してほしいとのことでした。

この場合、家族の気持ちもよくわかります。手術を受けてもらいたいというのは当然のことでしょう。通常、このような患者さんが来ると医者は、健康食品で胃がんを治すというのはいかに非現実的なことなのかということを説明し、さらにそんなことをしていたら手遅れになって死んでしまうという脅しをかけます。しかし、通常このような言い方では患者さんは納得しません。それどころか、反発を買い、二度と来てもらえなくなる可能性の方が高いと言えましょう。そうなると本当に治療の機会を逸してしまい、最悪亡くなってしまうということも十分にありうるわけです。

このようなかかわり方は、まさに医者目線からの話し方であり、権威を傘に医者の常識を振りかざし、何とか説得してやろうといった態度に他なりません。これでは患者さんの気持ちを頑なにさせるだけです。このような場合こそ、患者目線で接することが重要になってきます。

私はまず、患者さんの今の状態をたずねました。

「胃がんが見つかってから、健康食品を飲まれているようですが、具合の方はいかがですか」

「はい、これを飲み始めてからとても調子がいいんです。以前は胃のあたりにいつも不快感があったんですが、今はそれがないんです。ですから結構効いていると思うんです」

彼はいかにこの健康食品が自分に合っているかをわかってもらおうと、必死になって私に話をしてくれました。

「以前の症状がなくなったということは、確かにあなたのおっしゃる通り、その健康食品が効いている可能性はあるかもしれませんね」

「そうでしょ、先生。本当によくなっているっていう実感があるんですよ」

彼の顔がパッと明るくなり、ちょっとうれしげな口調で言葉を返してくれました。そこで私はひとつ質問をしてみました。

「それだったら、あとどれくらいこの健康食品を飲み続けたら胃がんはよくなると思いますか？」

彼は、一瞬戸惑ったような表情をのぞかせましたが、ちょっと考えたあとすぐに答えてくれました。

「そうですね、三ヵ月くらいですかねえ。それくらい飲めばずいぶんとよくなっている気がします」

「今ですでに一ヵ月くらいは飲んでいるので、あと二ヵ月くらい飲めばそれなりの成果が出てくるということでしょうか？」

「そうですね」

「わかりました。それならばあと二ヵ月待ちましょう。二ヵ月経ったらそれを確認するためにもう一度胃カメラをさせてもらってもいいですか？」

「はい、構いません」

「それでは、そうしましょう。そのときにもしも胃がんが多少なりともよくなっていたならば、そのときは、その健康食品がとても有効だということですから是非そのまま続けて下さい。もちろん手術などする必要はありません。ただ万が一悪くなっていたならば、そのときは、また今後どうするかを一緒に考えましょう。いかがでしょうか」

「わかりました。それで結構です」

彼はこの提案にとても満足してくれているようでした。

それから二ヵ月が経ち、彼は再び胃カメラを受けました。実際の映像を見せてもらい、しっかりと写真も撮ってもらいました。もちろん、前回撮った胃カメラの写真と見比べれば、胃がんがどうなっているのかは一目瞭然でした。結果は三ヵ月前より明らかに進行していました。それは素人目にもはっきりとわかりました。

今し方撮った写真を手に、彼はちょっと浮かない顔をしながら私の前に座りました。彼の気持ちはよくわかります。期待した結果ではなかったのですから、意気消沈するのも無理からぬことです。そんな彼の思いを受け止めつつ、とりあえず本題に入ることにしました。

「今日の胃カメラの結果ですが、説明を聞かれたように、三ヵ月前に比べると少し大きくなっているようです。この写真を見ても確かに進行しているように見えますが、いかがでしょうか？」

彼の顔色をうかがいながら、まずは進行しているという事実を認めているのかどうかを確認することにしました。

「はい、そうですね」

うつむき加減の彼は、そう言いながらわずかにうなずきました。

「さあ、これからどうしましょうか。この健康食品で胃がんの進行を止めるのはどうも難しそうです。そうであれば手術をするというのもひとつの選択肢だと思います。まあ、今すぐには決められないと思いますので、家に帰られたらもう一度、家族と相談してみてはいかがでしようか」

私はそう言っただけで、これ以上の話はしませんでした。

その後、彼は家族と相談し手術をすることに決めました。あれからもう十年以上が経ちましたが、彼は今も元気にしています。

同じ土俵に立つ

さて、いかがだったでしょうか。患者目線で物事を考えるという意味が多少はわかっていただけたでしょうか。このケースの場合、医者は健康食品なんかで胃がんが治るわけがないと思っていますし、また手術さえすれば十分に治る可能性があると思っています。これが医者の考えであり、医療者目線の典型的なパターンです。一方、胃がんは健康食品で治せる、だから手術はしたくない、というのが患者目線から見た患者さんの思いです。もちろん患者さんの、胃がんは健康食品で治せるという思いは確信というよりも、むしろ願望と言う方が正しいかもしれませんが、人が最終的に行動するのはその願望によるところが大きいので、それが客観的事実に基づいたものか否かなどということを議論してもあまり意味のないことなのです。事実がどうであれ、患者さんにとっては正しいと思いたいことが正しいことなのです。全く同様なことが医者にも言えます。つまり医者も自分が正しいと思っていることが正しいのであり、お互い自分が正しいと思っていることに固執している限り、いつまで経っても話は平行線をたどることになるのです。そして最終的には、患者さんが折れて医者に従うか、逆に医者が切れて「ならば、どうぞご自由に！」と突き放すかのどちらかです。前者の場合であれば、不本意ながら患者さんも手術を受けて、結果がよければそれでよかったということになるかもしれません。しかしそこでちょっとでもトラブルがあったりすると、あとあと尾を引くことになり、最悪、裁判沙汰にもなりかねません。

一方、医者に突き放された患者さんはより頑なになり、もう二度とその医者のところに行こうとはしないかもしれません。医者に行かなくなったとしても、それが別段、命にかかわるようなことでなければ全く問題ないのですが、今回のように手術という選択肢を選ぶことにより十分よくなる可能性があるにもかかわらず、健康食品でがんを治すといった類のことを本気でやろうとしている場合には、これは何とかしなくてはなりません。下手をすると取り返しのつかない結果にもなりかねないからです。だからこそ、医療者も患者目線で見る姿勢が必要になってくるのです。まずは医療者の価値観を脇に置き、患者さんと同じ土俵に立って話を始めないことにはいつまで経っても埒が明きません。患者さんの命にかかわることだからこそ、医療者も患者目線で考えるという姿勢を大切にする必要があるのです。

「あきらめたくない」という思いも大切にする

緩和ケア外来を訪れる患者さんの大半は、手術や抗がん剤での治療が困難になった、いわゆる末期がんの患者さんです。もちろん今は、抗がん剤治療中であっても、痛みなどの症状があれば緩和ケアを受診する患者さんも増えてきてはいますが、実際にはまだまだ少数です。そうだとするとほとんどの患者さんが、緩和ケアに来た時点でがんを治すための治療は困難な状態になっています。実際、がんが全身に広がり、肺や肝臓、骨といったところに転移しているような状態になると、たとえ治療をしたとしても副作用によりかえって患者さんを苦しめ、結果として命を縮めてしまうことにもなりかねないので、西洋医学の立場からすれば、治療を断念せざるを得ないというのはもっともなことです。

そのことは患者さんも頭では理解しているのですが、しかし中にはそれでもやはりあきらめきれないという人も少なからずいます。特に五十歳代までの若い患者さんなどはそうです。人生これからというときに、どうして自分は死なないといけないのかという理不尽さへのやるせない気持ちや憤りを感じるとともに、その一方で、まだあきらめたくない、何とかならないだろうかという希望や可能性を持ち続けたいという思いを持つのも当然だと思います。

心のケアとしての代替療法

そんな患者さんの思いに寄り添い、可能な限りその希望を支えてあげるというのも緩和ケアでの大切な仕事だと思っています。しかし、だからと言って従来的な手術や抗がん剤治療ができるわけではありません。ではどうしたらよいのか。私はこのような場合には治療的代替療法を提案することにしています。治療的代替療法とは、いわゆる丸山ワクチンや健康食品、免疫療法といったがんを治すこと、もしくは進行の抑制を期待して行われる代替療法のことです。もちろんこれらでがんがよくなるという保証など全くありませんし、その有効性も立証されていません。しかしその一方で、なぜかよくわからないのですが、がんの進行が止まったり、がんが小さくなったりする人がいるのも事実です。いわゆるがんの自然寛解《かんかい》（がんが自然に縮小または進行が止まってしまう状態）という現象です。ですからどんな試みであれ、可能性が全くないわけではないのです。そうであるならば、それらの代替療法を試してみるというのも決して悪いことではないと思っています。

ただここで私が強調したいのは、代替療法を提案するのはがんを治すことを主眼としているわけではなく、あくまでも心のケアを目的としているということです。あきらめたくないと思っている患者さんに対して、治療的なかかわりを何もしないのと、とりあえず代替療法を試してみるのとでは、患者さんの心の状態に大きな違いが出てくるということです。何もしてもらえないのであれば、絶望感や見捨てられ感、無力感、怒りといった感情が出てくるのが普通です。逆に代替療法を試してみましょうということになれば、希望や喜び、期待感といった感情が湧き上がってきます。心のケアという視点から考えるならば、当然、後者の方が患者さんの思いを大切にしたかかわりだと言えるのではないでしょうか。

実は、一般の外科医や内科医でも同じような考え方のもと、まだあきらめたくないという患者さんの思いに寄り添った対応をしている医者はたくさんいます。

「ダメもとで違う抗がん剤をやってみますか?」

このときに一般の医者が新しい抗がん剤を提案するのと、私が代替療法を提案するのは、かなり似たような心持ちからではないかと思っています。つまり、このように悪くなった状態で抗がん剤は使えないし、使ってもより苦しみ、亡くなる可能性の方がずっと高いことは十分に承知しているけれども、しかしまれに劇的に効くこともあるので、そんなに患者さんが治療にこだわるのであれば、まあ、やるだけやってみようか、といった思いで最後の最後まで抗がん剤を続けるというケースです。当然のことながら、ほとんどの人はそのまま亡くなっていきます。最後の最後まで効かないだろうと思っている抗がん剤をダラダラと使うことにより患者さんをより苦しめ、ときには死を早めるため、身体面からすれば何もよいことはないということも十分にわかっていますが、患者さんの心のケアという視点から考えた場合、最後までがんばりたい、あきらめたくないという患者さんやその家族の思いには応えてあげることができるわけですから、それもあながち無駄なことだとは言えません。

あきらめたくないという気持ちに応える

ただ、緩和ケア的な発想からすると、このようなかえって苦痛をもたらす抗がん剤を使い続けて亡くなっていく患者さんを見ているのは、やはり忍びないという側面はあります。だからこそ、いつまでも意味のない治療にしがみついているのではなく、最後の時間をもっと有意義に過ごしましょうというのが、緩和ケアの理念でもあるわけです。私にしてみれば、その両者の気持ちともよくわかります。あきらめたくないという思いを持っている患者さんに対しては、治療的なかかわりを続けてあげることがその人の心のケアになるわけですし、一方、抗がん剤を使い続けることの身体的デメリットも十分に理解できるので、最後までダラダラとやり続けることは避けたいという思いも持っています。そうであれば、ダメもとで抗がん剤を使うのではなく、ダメもとで代替療法を使ったらどうでしょうかというのが私の考えです。代替療法であれば抗がん剤のような身体的ダメージを受けることはありませんし、また患者さんのあきらめたくないという思いにも寄り添い続けることも可能になります。また、経済的負担のことも気になるかもしれませんが、これも丸山ワクチンのように一ヵ月一万円もかからないものから、一回三十万円もする免疫療法まで多種多様なものがあるので、患者さんの経済状況にも気を配りながら提案すれば、それほど問題になることはありません。

もちろん、だからと言って代替療法を望んでいない人にまでそれを勧めるようなことはしませんし、たとえ勧めるとしても高額なものは避けています。それくらいの配慮は必要です。ただ当然のことながら、代替療法をやっても次第に状態は悪くなるケースが大半です。現実は、そう簡単に奇跡が起こるほど甘くはありません。しかし最初からあきらめざるを得ない状況に追いやられてしまうのと、やれることはやったがやはりダメだったというのとでは、気持ちの整理のつき具合も違いますし、現実を受け入れる心の準備の度合いも違ってきます。自分の死という現実をすぐさま受け入れられる人ばかりではないのですから、やはりどの程度現実を受容できているのか、そのレベルに応じてこちらも対応の仕方を変えていく必要があります。

いずれにせよ、あきらめたくないという思いを持っている患者さんに対して代替療法による治療的かかわりを続けることで、患者さんの悲嘆や絶望感に少なからず希望や安堵感をもたらすことが可能になります。もしもそのような提案をせずして患者さんの絶望感を支えようとするならば、それは極めて困難なことだと言わざるを得ません。たとえて言うならば、死んだ母親のことを思い出し、いつまでも泣いている人に対して「いくら泣いてもお母さんは帰ってこないんだから、いい加減に泣くのはやめて、もっと現実の世界に目を向けなさい」と言うようなものです。泣いても仕方ないことはわかりますが、泣かずにはいられないその思いは、泣くという行為でしか和らげることはできないのです。そして気の済むまで泣き続けることで、初めて現実に目を向ける気持ちが大きくなり、最終的には現実の世界に戻ってくるわけです。それを無理に泣くのをやめさせてしまったならば、心の奥底にわだかまりが残り、いつまで経っても心が癒されることはありません。

あきらめたくないという人に対する代替療法もこれと同じです。「そんなことで治るわけがないんだから、いつまでもそんなことにこだわっていないで、早く現実の世界に目を向け、残された時間を大切に過ごすことに力を注いだらどうですか」と言われても、あきらめたくないという思いがなくならない限り、それは難しいことなのです。代替療法を無理矢理にあきらめさせるようなことをして、いくら現実に目を向けなさいと諭したところで、虚無感や絶望感という心の空洞を埋めることはできないのです。

そうではなく、まずは患者目線に立ち、患者さんの思いを受け入れ、それが実現可能なことであればできる限りその思いに寄り添ってあげればよいのではないでしょうか。医療者目線にこだわる限り、患者さんの思いを受け止めてあげることなどできません。ですから、そのような患者さんには、まずは代替療法を提案してあげたらよいのです。それにより希望の灯火がともされ、心の空洞に光が射してくるのです。そうすることで少しでも気が治まるのであればそうすればよいのです。大切なのは結果ではなく、その過程です。「泣くだけ泣いたらいいよ」と言ってあげたらよいのです。それでお母さんが帰ってくるわけではありませんが、その過程があるからこそ現実を受け入れる気持ちも段々と出てくるのです。代替療法をやったとしても、たいていの患者さんは次第に状態が悪化していきます。代替療法に一縷の望みを託しながらも、現実は容赦なく迫り来るのです。その過程の中で次第に現実を受け入れざるを得なくなってくるのです。代替療法など試さなくても現実を受け入れられる人はそれでいいのです。でも、代替療法を試すという過程を経てこそ、初めて現実を受け入れる準備ができるという人もたくさんいるのです。もちろん、中には最後の最後まで現実を受け入れられない人もいます。それはそれでよいではないですか。その人は、どんな状態になろうとも最後まで絶対にあきらめないという強い信念を貫き通したのですから。これもまたその人なりの立派な人生であり、生き様なのです。

患者さんが希望を抱ける緩和ケアを

以前、五十代の肝臓がんの患者さんが緩和ケア病棟に入院してきました。彼は地方で営業の仕事をしている最中に体調を崩し、近くの病院に緊急入院をしました。そこでＣＴを撮ったのですが、すでにがんは肝臓全体に広がり、もうどうしようもない状態でした。その後、地元の大学病院に行って再度診てもらったそうですが、先生の返事は「もう治療のしようはありません、あとは緩和ケアに行って下さい」という、つれないものでした。突然、奈落の底に突き落とされたような絶望感に打ちひしがれながらも、やっとの思いで緩和ケア病棟に入院してきました。つい三ヵ月前までは、営業マンとして普通に仕事をしていた人が、いきなり死の宣告を受けたのですから、どんな人であれ、そう易々と現実を受け入れることなどできるはずがありません。特にこの患者さんのように、まだ若い人であればなおさらのことです。

入院してきた彼の表情からは、もうどうでもいいという、半ばあきらめの気持ちがうかがえました。傍らで心配そうに声かけをする妻に対しても、投げやりな言動でしか対応できないほど、彼の心の状態は荒んでいるように感じられました。そんな状態でしたから、私がいろいろと話を聴こうとしても、面倒くさそうにして必要最小限のことしか答えてくれませんでした。その不足を補うように、横で座っている妻が一生懸命に話をしてくれるのですが、そんな妻の言葉を遮って、「そんなこと言わなくてもいい！」と怒った口調で言い放つ場面も少なからずありました。

妻はしきりに「何とかならないんでしょうか」「もう本当に治療はできないんでしょうか」と、悲痛な面持ちでたずねてくるのですが、それに対しても彼は、「もういい！　どうしようもないって言われたじゃないか！」と、声を荒らげる有様でした。私は、そんな絶望しきった彼とその妻に対して、実はこんな治療法がまだあると代替療法の話をしました。丸山ワクチンの話から免疫療法の話まで、今までここで経験した患者さんを例に出しながら、いろいろと話をしました。最初は、どうせよくならないのだから何をやっても無駄だと言わんばかりの表情で話を聴いていましたが、話が進むにつれて段々と目を輝かせ始め、しまいには身を乗り出して話に聴き入っていました。

「先生、そのリンパ球療法とやらをやってみます！」

彼は、私が提案したいくつかの代替療法の中からリンパ球療法をやりたいと言い始めました。これは、採取した血液の中に含まれるリンパ球の数を特殊な方法で増やし、それを再び体内に戻すというもので、費用は一回につき三十万円もかかるものでした。それを二週間ごとに続けるので、あっという間に何百万円というお金がかかってしまうのです。もちろん、それでがんがよくなる保証は何もありません。ですから経済的な側面を考えるとあまりお勧めはできない代替療法でしたが、彼は是非これをやりたいと、目をランランと輝かせながら切望してきたので、私はリンパ球療法をやってもらうことにしました。

そこでまずはリンパ球療法をしているという近くのクリニックをいくつか教え、その中から好きなところを選んで行ってもらうことにしました。うちの緩和ケア病棟では、患者さんの希望に応じてできる限り代替療法を行うようにしていますが、原則として病院がそれらを直接提供することはありません。混合診療の問題もあるので、あくまでも患者さん個人が持ち込んできたものを病棟で行うという形を取っています。この患者さんの場合は近くのクリニックまで実際に行ってもらいそこで採血をし、後日培養されたリンパ球の入った点滴を郵送で病院に送ってもらい、それをこちらで点滴するという手はずを整えました。早速予約を取り、その数日後には期待に胸を膨らませながらそのクリニックへと出向いていきました。数時間後、彼は意気揚々として病院に戻ってきました。表情はとても明るく、こぼれんばかりの笑顔でクリニックの先生に言われたことを報告してくれました。

「いやあ、先生、よかったですよ。私は大学病院でその道の権威と言われている先生に診てもらったんですが、そのときは、もう治療法はないから緩和ケアに行って下さいと、いとも簡単に言われすごく落ち込みました。でも、今回の先生は『大丈夫です、まだまだやれることはたくさんありますから、とにかくいろいろとやってみましょう』と言ってくれました。本当に、探せばまだ治療法はなんぼでもあるもんなんですね」

彼は、希望に満ちた満面の笑みを浮かべながら、クリニックの先生から教えてもらったことをうれしそうに話してくれました。それからの彼は、水を得た魚のようにイキイキとしていました。自分の自叙伝を書くんだと言い、パソコンに向かい始めたのもそれからでした。入院してきたときの、あの絶望感は一体どこに行ってしまったのだろうかと思うほどの変わりようでした。ほんの一筋の希望が、いかに人の心を明るくし喜びをもたらすものなのかがよくわかりました。このときが、まさに彼にとっての至福のときだったと言っても過言ではありません。

寿命の長さではなく、質を重んじる

しかし、そのような喜びに満ちた時間はそう長くは続きませんでした。すでに黄疸が出現し、食事もほとんど食べられないほど状態は悪くなっていたので、日が経つにつれ、クリニックから帰ってきたときの喜びや期待感も身体のだるさの前に影を潜めていきました。パソコンを開ける意欲もなくなり、次第に横になっている時間が長くなっていきました。日に日に状態が悪くなっていくのが誰の目からも明らかでした。そして、妻がそばで見守る中、静かに五十数年の人生に幕を閉じたのでした。笑顔でクリニックから戻ってきた日から、ちょうど十日目のことでした。

結局彼は、四日後に控えていた最初のリンパ球の点滴をすることなくこの世を去ってしまいました。採血だけをし、本来の治療を一度もすることなく亡くなってしまったのです。もちろんお金は支払われています。ですから三十万円をドブに捨てたようなものだと言われても仕方ありませんが、私は決してそうは思いません。このような結果になるであろうこともある程度は予想していました。しかし、もしも何もしなかったならば、絶望感に打ちひしがれ、自暴自棄のままでこの世を去っていたかもしれません。そうであれば、たとえ数日であったとしても、希望と喜びに満ちた満面の笑みと、期待感に胸を躍らせながらパソコンに向かっている彼の姿が見られただけでも私は十分に意味のあったことではないかと思うのです。リンパ球療法をしようがしまいが、生きられた時間の長さにさほどの違いはなかったかもしれません。でも、たとえ結果が同じだったとしても、その間の心の状態には雲泥の差があったのではないでしょうか。生きられた時間の長さという「量」の問題ではなく、その時間をどのように過ごせたかという「質」の問題なのです。医療の世界ではよくＱＯＬ（クオリティ・オブ・ライフ）という言葉を使いますが、これは生命の質、生活の質とも訳され、その人がどれくらい自分の生活に満足感や幸福感を見出しているのかという、その尺度を表す言葉です。この言葉を使うならば、リンパ球療法を提案したことで彼のＱＯＬは明らかに向上したと言えましょう。妻が病院を立ち去る際、私に言ってくれた言葉がそれを物語っています。

「ここに来て、主人のあんなに喜ぶ顔が見られて本当にうれしかったです。そして、少しだけでしたが希望を持たせてもらえたことも本当によかったです。本当に本当にありがとうございました」

治療的代替療法の数々

では、当院では一体どれくらいの治療的代替療法を実際にやっているのでしょうか。いささかデータが古くはなりますが、私が赴任してきた平成十四年十一月より平成十九年十月までの五年間に緩和ケア病棟に入院した六百九十一名について調べてみたことがありました。これによると代替療法を全くしなかった人が六十四パーセントと約三分の二を占めていました。また、健康食品などをはじめとする代替療法をすでに利用していたので、こちらからは敢えて何も提案しなかった人も二十三パーセントいました。残りの十三パーセント、つまり九十人の人が、私から敢えて代替療法の提案をし、それを実際に行ってもらった人たちです。まだあきらめたくない、何とかならないのだろうかという思いを強く訴えてきた患者さんはすべてこの中に含まれていますが、それ以外にも、西洋医学的治療があまり効かなかったかゆみや呼吸困難感といった症状に対し、緩和目的で代替療法を利用した人も含まれています。

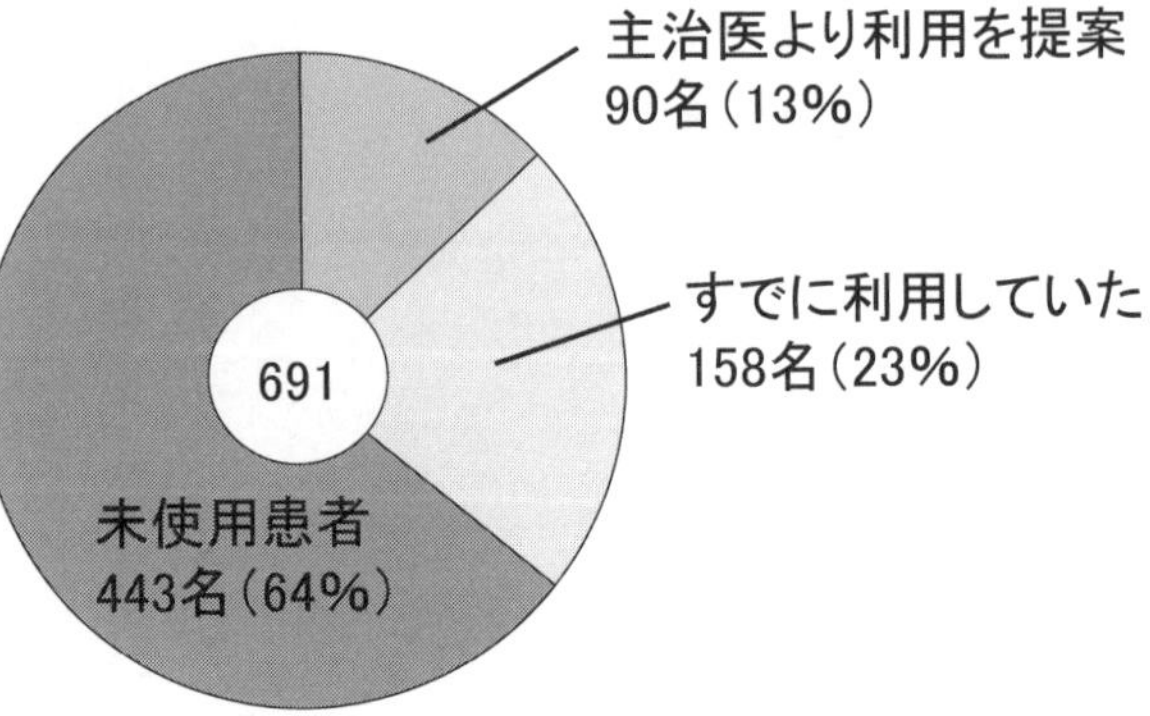

表5　治療的代替療法の利用頻度（H 14.11～H 19.10）

多くの代替療法

私は患者さんのＱＯＬを高めるためにも、必要に応じて代替療法を積極的に使うべきだと考えていますが、しかしそうは言っても実際に使用したのはたかだか全体の十三パーセントの患者さんにすぎません。その他の患者さんは、敢えてこちらから代替療法の話は持ち出さず、従来の緩和ケア的なかかわりに終始しているということです。ですから、むやみやたらと代替療法を勧めているわけではありません。あくまでも必要だと判断した患者さんだけに使っているということです。

では、治療的代替療法にはどのような種類のものがあるのでしょうか。これは事細かに見るときりがないほどたくさんの種類があります。健康食品ひとつ見ても、現在市場に出回っているものだけで四千～五千種類もあると言われています。ですから、実際の数がど

■ 丸山ワクチン	■ リンパ球療法
■ ホメオパシー	■ 高濃度ビタミンC点滴療法
■ 健康食品各種	■ 714X
■ サプリメント各種	■ アミグダリン
■ 発酵古代米	■ WT1ワクチン
■ 漢方抗がん剤	■ ハイパーサーミア
■ 枇杷の葉温灸	■ サイモントン療法
■ 玄米菜食	■ イメージ療法
■ 腕振り運動	■ マインドフルネス瞑想
	■ その他

表6 今まで試みた治療的代替療法

れくらいあるのかなどはわかりません。そこで、個々の代替療法に関してはそれぞれの本に譲り、ここでは私がよく使う丸山ワクチンやホメオパシー、それと最近注目を浴びている免疫細胞療法および高濃度ビタミンC点滴療法について、私の見解も含めながら簡単に紹介することにします。

丸山ワクチン

まず私が最もよく利用している丸山ワクチンですが、これは免疫療法の走りと言われるもので、一九六四年以来、実に四十年以上にわたり三十六万人以上の患者さんに使われています。丸山ワクチンは一九四四年、丸山千里博士（元日本医科大学学長・一九〇一～九二）により開発されたもので、最初は皮膚結核の治療薬として誕生しました。後に、皮膚結核のみならず肺結核やハンセン病にもすぐれた効果を示すことがわかり、その治療に打ち込んでいたのですが、あるときこの二つの病気の人にはがん患者が少ないという共通点があることに気づきました。これを機に、がんに対するワクチンの作用を調べる研究が始まりました。そして一九六四年の暮れに、余命数ヵ月と診断されていた末期のがん患者さんに丸山ワクチンを使ったところ、約九ヵ月後にがんが消えてしまうという劇的な効果が出たのです。その後もいろいろな医者から「がんの縮小が見られた」といった報告が寄せられるようになり、以来、本格的にがん治療として使われるようになりました。

丸山ワクチンには白血球を活性化し増加させる働きや、がん細胞の分裂を抑える働き、さらにはコラーゲンを増強させ正常細胞を修復するとともに、これでがん細胞を封じ込め、がんの増殖を抑えるという働きもあります。ただし丸山ワクチンにどの程度の延命効果があるのか、どれくらいがんを縮小させることができるのかといったことについては、実際のところよくわかっていません。確かに劇的によくなる人や、思いの他延命効果があったという人はいます。実際、私の診ていた胆嚢がんの患者さんでも、丸山ワクチンを使い始め、三年以上にわたり外来通院をしていたという人もいました。しかし、あまりがんが消えるといった奇跡的なことばかりに期待を寄せるのではなく、効くか効かないかはわからないけれども、少しでもプラスになればそれでよしとしよう、くらいの気持ちで取り組む方が、焦りの気持ちが少なくなる分、よい方向に向かう可能性が高くなるのではないかと思っています。

私は丸山ワクチンを最もよく利用していますが、それにはいくつかの理由があります。第一に、ほとんど副作用がないということです。そのためかなり状態が悪くなった患者さんでも安心して使えるというのが最大の特徴と言えましょう。次に、比較的安価だということです。四十日分で一万円かからないので経済的な負担がほとんどありません。これも大きなメリットです。また皮下注射なので、口から食べられなくなった患者さんに対しても投与することができます。実際、病棟でも患者さんや家族が希望する限り、最後の最後まで続けています。一方、巷で流行っている健康食品の類は、そのほとんどが口から摂るものなので、状態が悪くなるにつれて、それを飲むこと自体がかなりの負担になってきますし、そのうち飲めなくなってしまうので、そうなればもう利用することができません。せっかく期待していたのに、飲めなくなってしまえばあきらめざるを得ません。続けたくても続けられなくなってしまうのです。その点、丸山ワクチンは皮下注射なので、このような心配はありません。

また皮下注射という投与方法は別の意味でも私は気に入っています。患者さんは注射という「行為」に対して、医療的なイメージを持っていますし、がんに効き目があるかもしれないという思いを抱きやすいのです。こうした肯定的な思いを持つというのは、代替療法に限らずどんな治療を受ける上においても大切なことです。なぜならば心の状態は身体に対して少なからず影響を与えるからです。嫌なことがあれば、動悸がしたりお腹が痛くなったりしますし、うれしいことがあれば一瞬にして身体の疲れも取れてしまいます。それくらい心は身体に影響を与えるのです。だからこそ肯定的な心の状態が大切になってくるのです。ところが自分で自分の心を肯定的にするというのは、実際にはそう簡単なことではありません。しかし、そこに何かそれなりの「きっかけ」がありさえすれば、いとも簡単に気持ちを肯定的なものに変えることができるのです。そのひとつが点滴や注射といった医療的「行為」です。これには、「これでよくなるかもしれない」といった肯定的な思いを抱かせるのに十分な力があるのです。まさに注射という「行為」がなせる業と言っても過言ではありません。

これに関連することですが、外来の患者さんは原則として週三回、月、水、金と丸山ワクチンの注射を受けるために通院されています。週三回も大変だと思うのですが、患者さんに聞いてみると、それが生活のリズムになり、外に出るきっかけにもなるのでかえって都合がよいと言うのです。それを聞いて確かにそうだなと思いました。人はちょっとした苦労があってこそ、そこに達成感や充実感を感じられるわけであり、それが肯定的な心の状態を生み出すのです。週三回、規則正しく通院することで、自分はがんばって治療をしているという思いが出てきます。この感覚が大切なのです。これが毎日となると負担になるでしょうし、週一回だとものの足りない気がしますので、週三回程度が肯定的な心を上手く引き出す最も手頃な頻度なのではないでしょうか。通院も、その意味ではとても大切な「行為」のひとつなのです。

以上のような理由から私は丸山ワクチンをよく使っていますが、ただ入手の際に若干の手間がかかります。初回のみ東京にある日本医科大学付属病院ワクチン療法研究施設に直接行って、手続きと説明を受けた上で四十日分のワクチンを受け取ってきてもらわなくてはならないのです。ただし施設に行くのは本人でなくても、家族でも友人でも誰でも構いません。これだけが少々手間ですが、二回目以降はすべて郵送で送ってきてくれるので、そのような手間はかかりません。

ホメオパシー

丸山ワクチンの次によく使用するのがホメオパシーです。これは仁丹ほどの小さな粒を舐めてもらうだけという、とても手軽な治療法なので私は好んで使っています。特に、通常の薬ではなかなか症状の改善が見られないような患者さんによく処方します。痛みにせよ吐き気にせよ、通常は一般的な鎮痛剤や吐き気止めを使用しますが、そのような薬をいくら使ってもなかなかよくならない患者さんも少なからずいます。中には薬の副作用でかえって悪くなるような人すらいます。そんな場合には、このホメオパシーを試してみることにしています。

ホメオパシーとは約二百年前に、ドイツの医師であるサミュエル・ハーネマンによって「似たものが似たものを治す（類似の法則）」という基本原理をもとに体系化された医学です。現在は、ヨーロッパの国々を中心にインドや中南米でも盛んに利用されており、国によっては正式な医療として認められているところもあります。ホメオパシーの薬（レメディと呼ばれます）は、西洋医学の薬のように症状を抑え込むのとは異なり、その人が持っている本来の自己治癒力を発揮させるためのスイッチを押す役割を果たすものという考え方をしています。理論や考え方は異なりますが、イメージとしては日本の漢方薬に似ていると言ってもいいかもしれません。日本でも薬局に行くと西洋医学の薬と漢方薬系の薬とがありますが、同じようにヨーロッパの国々に行くと、西洋医学の薬とホメオパシーの薬（レメディ）が置いてあります。

原材料には様々な植物や動物、鉱物などが使われていますが、それを希釈しては振盪《しんとう》（激しく振ること）するという作業を続けることで作られます。通常使用するレメディは分子がひとつも含まれないくらいにまで薄められたものですが、原材料の物質が全く含まれていないのになぜ効くのかということに関しては、以前から様々な仮説が出されていますが未だによくわかっていません。その一方で、原材料の分子がひとつも含まれていないのに効くわけがない、全く科学的根拠がない荒唐無稽な医療だと主張している医者もおり、両者の間で幾多の論争が繰り広げられています。

私の考えはあとで詳しく述べますが、実際にホメオパシーを患者さんに使う場合、ホメオパシーそのものや処方する医者への信頼感や期待感といった肯定的な心の状態が、身体症状の改善をもたらすという側面もあると思っています。ホメオパシーが身体レベルで本当に効くのか否かということをはっきりさせることも大切かもしれませんが、実際の臨床場面では心の働きと体の働きの両者を分けて考えることなどできません。人は機械やロボットではなく、感情や心を持った生き物です。そうであれば常に心と体をセットで考え、その上でホメオパシーが効くのか否かを評価すればよいのではないかと考えています。つまり安全性が高く、その上で患者さんが効果があったと思うのであれば、他の人に有効でなかったとしてもそれはそれでよいのではないでしょうか。肉好きな人は高級近江牛のステーキを食べたらとても元気が出て気分もよくなりますが、ベジタリアンの人にとっては体調を崩す原因にもなりかねません。人それぞれ個人差があるのですから、すべての人に同じような効果がなくてはいけないということはないのです。

また、なぜ効くのかそのメカニズムがわからないからと言って、それを否定したり排除したりする理由にはならないと思います。現在、西洋医学で使われている薬の多くは経験的あるいは偶然に効くことがわかったものであり、それらがなぜ効くのかについては実はよくわかっていないのです。例えば今盛んに使われている抗うつ剤も、これがなぜ効くのかはっきりしたことはわかっていません。アービング・カーシュの「抗うつ剤は本当に効くのか」（エクスナレッジ）では、現在開発されている多くの抗うつ剤は、化学物質不均衡説（モノアミン説）というあまり説得力のない仮説に基づいていると述べられています。実際、最近流行の抗うつ剤は脳内のセロトニンという神経伝達物質の減少がうつを引き起こすという仮説のもと、それを増加させる薬（選択的セロトニン再取り込み阻害剤）がよく使われていますが、その一方でチアネプチンという、逆にセロトニンを減らすことでうつを治そうとする薬（選択的セロトニン再取り込み促進剤）も開発されています。このように相矛盾する仮説に基づいて薬が開発されているということは、裏を返せば今なおなぜ抗うつ剤が効くのか、よくわかっていないということを意味しています。そうであればホメオパシーだって、なぜ効くのかわからないという理由だけで、これを否定するのはおかしな話ではないでしょうか。

免疫細胞療法

さて、次に紹介するのはがん患者さんに比較的人気のある免疫細胞療法です。末期がんの患者さんにどの程度の有効性があるかについてはまだはっきりわかっていませんが、以前に比べるとこの分野はずいぶんと進歩してきた感があります。いくつかの大学病院では高度先進医療のひとつとして免疫細胞療法を受けることができるようにもなりました。現在では活性化リンパ球療法やＮＫ細胞療法、樹状細胞療法など、いくつもの方法が開発されています。いずれも免疫細胞を採取し体外で増殖、活性化させたり、がんを攻撃しやすくするための処理を加えたりしたものを、再び患者さんに点滴したり皮下注射や局所注射をしたりします。副作用もほとんどなく安全な治療法ですが、費用は一回二十万～三十万円と高額です。通常は免疫細胞療法をしてくれるクリニックに直接行って採血や点滴をしてもらうのですが、本人が行けない場合には、クリニックが用意した採血セットを家族に受け取ってきてもらい、それを使って病棟で採血をし、それをクリニックに再び持っていってもらうか郵送してもらうかします。数週間後に培養されたリンパ球が入った点滴を病院に直接送ってもらい、それを患者さんに点滴するという方法を取っています。ですから、採血や点滴はこちらでやりますが、それ以外のことは本人や家族にやってもらうことになります。もちろん、病院に対するお金の支払いは一切ありません。高価なものなので、一般的にはお勧めしませんが、本人や家族の強い希望があれば、このような形で免疫細胞療法を行っています。

高濃度ビタミンC点滴療法

免疫細胞療法と並んで最近よく行われるものに、高濃度ビタミンC点滴療法があります。二〇〇五年にアメリカの医学雑誌に発表されて以来、日本でも盛んに行われるようになりました。ビタミンCは酸化される過程において大量の過酸化水素を発生します。ビタミンCが血中に投与されたとき、正常な細胞は過酸化水素を中和できますが、がん細胞はこれを中和できず死んでしまうというのです。つまりビタミンCが抗がん剤として働くというわけです。しかもこれには副作用がないため、最も安全性の高い抗がん剤とも言われています。しかし肝心の有効性はどの程度あるのかということになると、まだはっきりしたことはわかっていません。理論的には安全性も高く、抗がん作用もあることがわかっていますが、進行がんの患者さんにこれがどれくらい有効性があるのかについては現在研究中です。また、これもネックになるのが費用です。クリニックにもよりますが、一回の点滴で数万円かかります。がんの患者さんの場合、毎日やる人もいますので、そうなると一ヵ月で百万円くらいかかってしまうことになります。もちろん毎日ではなく一日おきでもよいのですが、患者さんの心理としては毎日点滴をしてもらいたいと思う人の方が多いようです。

これも免疫細胞療法と同様、これを行ってくれるクリニックに行って、高濃度のビタミンCや点滴セットを受け取ってきてもらえれば、あとはこちらで点滴することはできます。患者さんの中には、外来通院で定期的にこの療法をしていた人もいました。

第六章

心の治癒力を考える

代替療法は効くのか？

私は患者さんから「代替療法はどれくらい効くのですか」と、よくたずねられます。これにはいつも「人それぞれだから効く人もいれば効かない人もいます」と答えることにしていますが、一方、この頃は代替療法の世界でも科学的根拠（エビデンス）という言葉をよく耳にしますが、では代替療法には科学的根拠があるのかとたずねられたら、これは「Ｎｏ（ノー）」と言わざるを得ません。効く可能性があるとほのめかしておきながら、科学的根拠はないと言い切るのは矛盾しているのではないかと思われるかもしれませんが、そうではありません。

そもそも効く人がいるという事実と科学的根拠があるということとは全く別次元の話なのです。効くという事実には、代替療法そのものの効果もさることながら、治療そのものへの期待感や治療者への安心感、信頼感、相性のよさといった要因がすべて関与してきます。つまり効いたと言っても、どこまでが代替療法の効果で、どこまでがそういった心理的要因によるものなのかといったことは実際には区別できません。ですから、とても魅力的でカリスマ性のある治療者に治療してもらったり、自分好みの店員さんから説明を受けて買った健康食品を飲んだりすることで体の調子がよくなったとしても、それは何によって効いたのか本当はわからないのです。ただ患者さんからすれば、当然その治療や健康食品によってよくなったと思うだろうし、法外なお金を取られたり詐欺商法に引っかかったりしない限り、結果としてよくなったと感じるのであれば本人はそれで満足するのです。患者さんにとっては効くという事実が重要なのであり、本当は何により効いたのかといった話は二の次なのです。効くというのはそのような世界なのです。

プラシーボ反応という謎

一方、科学的根拠となるとそういうわけにはいきません。科学的と言うからには、治療者や店員さんが魅力的だろうが無愛想であろうが、そんな主観的な要因で結果が異なるようでは困るのです。訳のわからない心理的要因などというものは一切排除し、純粋にその治療法や健康食品そのものの効果を立証しなくてはなりません。そのためには必ずプラシーボを使った比較研究をすることになっています。乳糖やデンプンの粉といった薬としての効果が全くないものを、例えば頭痛に対して処方した場合、半分程度の人に鎮痛効果が見られるのですが、この場合の乳糖やデンプンの粉がプラシーボであり、鎮痛効果のようにそれによって生じる肯定的な反応をプラシーボ反応といいます。プラシーボそのものには全く薬としての効果がないにもかかわらず、プラシーボ反応は三十~六十パーセントに認められると言われています。言い方を変えるならば、人にはあるきっかけ（この場合はプラシーボ）さえあれば、ある程度の症状や病気ならば、それを改善させる力があるということです。つまり人には誰でも「心の治癒力」が備わっているということなのです。

なおプラシーボ反応は一般にはプラシーボ効果と呼ばれていますが、なぜプラシーボ反応と呼ぶ方が適切なのかについては、「タイム」誌の「最も影響力を持つ二十五人の米国人」の一人にも選ばれたアリゾナ大学教授のアンドルー・ワイルが、『人はなぜ治るのか』という本の中でも述べています。プラシーボには薬理効果がないので、それ自身で治療効果を発揮するということはありません。症状が改善するのは、あくまでもプラシーボを飲むという行為が引き金になって起きる体の反応によるものなのです。ですからプラシーボ効果ではなくプラシーボ反応と言った方が、本来の意味を正確に表していると言えるのです。そのような理由から、本書でもプラシーボ反応という言葉を使うことにします。

さて、このプラシーボですが、医療の世界、特に治療薬の研究分野においては必要不可欠なものであり、これなくして医療の研究は成り立たないと言っても過言ではありません。しかしながら、なぜ薬理効果が全くないプラシーボが痛みなどの症状を軽減させることができるのか、そのメカニズムは未だにわかっていないというのが実情です。ただし、そこには何かしらの形で心が関与しているということだけは事実です。プラシーボを飲むという行為により、例えば、これでよくなるかもしれないという安心感や期待感といった心の変化が生まれます。それが免疫系や自律神経系、ホルモン系といった体のシステムに影響を与え、その結果症状が改善されるのではないかと考えられていますが、その仕組みの詳細についてはわかっていません。プラシーボ反応は、これだけ発達した現代科学でも未だ解明されていない謎のひとつなのです。

プラシーボとの比較によって効果を測る

このように、まだそのメカニズムが解明されていないプラシーボではありますが、これを上手に利用することで治療効果から心理的要因を取り除き、治療そのものの本当の効果を測定することができる——あくまで仮説ではありますが——と考えられているのです。そのためプラシーボを使った比較研究は、新薬の開発や新しい治療法を評価する上でなくてはならないものであり、そこで得られた数字が科学的根拠のあるデータだと言われるものになるのです。

例えばある健康食品が、本当に効果があるのかどうかを科学的に調べようとするならば、次のような過程を経ることになります。まず、研究に参加してくれる被験者を集めます。仮に二百人の人を集めたとしましょう。これをランダムに二つのグループに分け、一方のグループには健康食品を飲んでもらい、もう一方のグループにはプラシーボを飲んでもらいます。ただし、プラシーボは外見や味、手触りなど、すべての面で実際の健康食品と区別がつかないものを準備する必要があります（実際には、かなり困難なことです。以前漢方薬のプラシーボを作って、このような比較研究をしようとしたことがありましたが、結局、プラシーボが漢方薬と明らかに違う物だとわかってしまい、研究が上手くいきませんでした）。またそれらを飲む被験者はもちろんのこと、提供する側の方も、どちらが本物の健康食品でどちらがプラシーボなのかがわからないようにする必要があります。なぜならば、もしそれがわかってしまうと、「これはプラシーボだから効かないだろうなあ」といった先入観が入ってしまうため正確なデータが取れなくなってしまうからです。このことは提供する側にも言えます。今渡そうとしているのがプラシーボだとわかっていると、無意識のうちにそれが言動や態度、雰囲気に表れてしまい、被験者の思いに影響を与えてしまうのです。ですから両者ともに、プラシーボなのか否かがわからないようにする必要があるのです。

さて、こうして得られた二つのグループのデータを比較することで、その健康食品に対する期待感といった心理的要因を取り除いた本当の効果を知ることができるのです。つまりこういうことです。健康食品を飲んだ百人のうち、例えば六十人の人に症状の改善効果が認められ、プラシーボを飲んだ百人の方は四十人に効果があったとしましょう。プラシーボを飲んでも四十人の人が効いたということは、健康食品を飲んだグループの人にも心理的要因によって改善されているという要素が含まれているはずですから、その分を差し引いて考えないとこの健康食品の本当の効果はわからないというわけです。単純に考えると、プラシーボを飲んでも四十人がよくなるのですから、この分は心理的要因による改善分だと解釈すれば、健康食品を飲んで効果のあった六十人から、その四十人分を引いた二十人が健康食品そのものの効果によって改善したと考えられる人数ということになります。つまり見かけ上は、健康食品を飲んでよくなった人は百人中六十人もいたように見えますが、実際に効果があったのは実は二十人だけだということになるのです。これがもしもプラシーボでも六十人に効果が認められたならば差し引きゼロですから、表向き六十人もの人に効果があったように見えても、実はこの健康食品の効果は全く認められないということになるのです。実際にはこのように出されたデータを統計的に処理することで、最終的にこの健康食品の効果の有無を判断することになります。こうして出された結論が、いわゆる科学的根拠に基づいた判断と言われるものなのです。

西洋医学における新薬の効果判定などは、このような方法を用いて心理的要因を排除し、薬そのものの効果がどの程度あるのかを調べ、その上でなおかつ有効性があると認められたときに初めて薬として認可されることになります。逆にこのような比較試験を行っていなければ、それは科学的なデータとは認められませんし、医者もあまり信用しません。巷でよく宣伝されているような、例えば「主婦百人に飲んでもらったところ八十五人に効果が認められました」といった類のデータは、プラシーボとの比較をしていないため、単なる思い込みや期待感による結果だと言われても反論ができないのです。そこには、効果があったという事実はあっても、科学的な根拠は何もないということになってしまうのです。

科学的根拠がなくても効果は否定できない

さて、ここでもう一度代替療法は果たして効くのかという問題を考えてみたいと思います。先ほども言いましたように、どんな代替療法でも、そこには必ずプラシーボ反応が起こります。期待感や信頼感といった要因による治療効果が少なからず生じるのです。もちろん、西洋医学の薬や治療でも同様のことが起こります。実際の臨床場面では、医者や治療者、セラピストとの関係を抜きにして治療は語れません。つまり患者さんが心を持っている限り、そこには何かしらの影響や変化が生じるのです。優しく丁寧に話をしてくれる治療者であれば、安心感や期待感が生まれやすく、そのときに提供された代替療法によりプラシーボ反応も大きくなる可能性があります。その正反対で、怖そうであまり話を聞いてくれないような治療者によって代替療法が提供されたならば、患者さんに緊張感や不快感が生まれ、その結果プラシーボ反応と逆の反応、つまりネガティブな感情により現在の症状が悪化したり、新たな症状が出てきたりするといった反応が起こりやすくなるのです（これを「プラシーボ反応」に対して「ノーシーボ反応」といいます）。つまり、臨床場面では代替療法そのものの効果がたとえ科学的に立証されていなくても、十分に治療効果や副作用を認めることがありうるということです。

実は、西洋医学の薬や治療法でも、プラシーボとの比較試験をして有効性が認められたというデータがない薬や治療法はたくさんあります。昔から使われている薬や治療法の中には、理論上は効くはずだとか、経験的もしくは習慣的に行っているといった、いわゆるはっきりした科学的根拠のないものもたくさん残っています。これらが今も使われ続けているというのは、まさにプラシーボ反応の恩恵を受けているからだと言えるでしょう。

ですから、科学的根拠がないからと言って代替療法の効果を否定されてしまうと、データという血も心も通っていない無機質な数字だけをよりどころに物事を判断されているような気がして、温かみのある医療とは程遠い機械的な冷たさを感じずにはいられません。喜怒哀楽や心の交流が存在する臨床現場では、プラシーボ反応も考慮にいれながら、つまり患者さんの安心感や期待感といった点にも配慮した血の通ったかかわりを考えていく必要があると私は思っています。そのためのひとつの手段として代替療法もよいのではないかというのが私の考えです。

ただし、誤解が生じないようにはっきりと言っておきますが、私は科学的根拠など必要ないと言っているわけではありません。治療法に科学的根拠があることは極めて重要なことですし、これを否定するつもりは毛頭ありません。その上でなおかつ安全性が高ければベストだと思っています。科学的根拠がしっかりしていても、危険性が高かったり副作用が強かったりすれば患者さんへの負担も大きくなるので、それはそれでまた考えなくてはならない問題です（余談になりますが、副作用がある程度強い方がプラシーボ反応も強く出るという研究もあります）。代替療法は残念ながら科学的根拠には乏しいといわざるを得ませんが、安全性に関しては西洋医学の薬や治療法に比べるとはるかに高いと思います。安全性にすら問題があるような代替療法は論外ですが、最低限、安全性が保証されているというのは代替療法を利用する際には重要なことだと思います。

プラシーボ反応と心の治癒力

先ほども述べましたが、プラシーボ反応は、現代科学でもそのメカニズムが未だに解明されていない現象のひとつです。デンプンの粉でも、それが鎮痛剤だと思って飲めば、本当に痛みを軽減させることが可能なのです。デンプンの粉に鎮痛作用などあるわけないので、これは明らかに期待感や安心感といった心の状態が体に影響を及ぼすことで痛みが止まると考えられています。つまりプラシーボ反応とは、プラシーボを飲むという行為が引き金となり、心の治癒力が発揮され、症状や病気の改善がもたらされる現象だと言えます。ひと言で言うならば、プラシーボ反応とは心の治癒力が発揮された結果なのです。

心の状態がよくなればプラシーボ反応は起こる

私は心療内科で十数年の間、様々な症状を持った患者さんを診てきましたが、その約半数の人には薬を使うことなく治療をしていました。それでもよくなる患者さんはたくさんいました。ここでは、デンプンの粉の代わりに、かかわりや言葉というプラシーボを使って、心の治癒力を上手く引き出すという治療をしていたに他なりません。原因不明の腰痛が何年も続いていた人や、外で食事をしようとすると吐いてしまう人、外では一時間とトイレがもたない人など様々な人がいましたが、上手に心の治癒力を引き出すようなかかわりをすることで、薬などを使わなくてもこれらの症状を改善させることは十分に可能なのです。

つまり、その人の心に何かよい影響を与えるようなきっかけがありさえすれば、必ずしもデンプンの粉を飲まなくてもプラシーボ反応は起こるのです。医療の中で最も典型的なのが医者の言葉でしょう。医者の何気ないひと言や説明の仕方ひとつで、患者さんの心の状態は大きく変化します。安心感を与えるような態度や言葉かけ、説明がなされれば患者さんの心はホッとしますし、がんばろうという前向きな気持ちにもなります。同時に、体も軽くなり、ちょっとした症状であればそれだけで消えてしまうこともよくあります。つまり、医者の言葉は明らかにプラシーボ反応を引き出すきっかけになるものなのです。これを「プラシーボなきプラシーボ反応」といいます。

医者の言葉がいかに治療効果に影響を及ぼすかを調べた論文があります。これは一九八七年にイギリスの医学専門誌「ブリティッシュ・メディカル・ジャーナル」に発表されたものですが、はっきりとした病気がないにもかかわらず動悸やめまい、だるさといったいわゆる不定愁訴を訴え来院した患者さん二百人を二つのグループに分け、医者の肯定的または否定的な言動が、症状の改善にどれくらい影響をおよぼすのかを調べたものでした。ひとつのグループの百人の患者さんに対しては、医者は「大丈夫ですよ、数日でよくなります」と肯定的な態度で説明をし、さらにこの百人を五十人ずつの二つのグループに分け、一方には「これでよくなるでしょう」と言ってプラシーボを処方し、残りの五十人に対しては、薬は処方しませんでした。一方、もうひとつの百人のグループの患者さんに対しては「あまりはっきりとした原因はわかりません」といった否定的な態度で接し、さらにこのうちの半数の五十人には「この薬は効くかどうかわかりませんが、とりあえず処方します」と言ってプラシーボを処方し、残りの五十人には何の薬も出しませんでした。

二週間後に症状がどうなったかを質問票を送付して調べたところ、どちらのグループもプラシーボを処方したか否かと症状の改善には全く関係がありませんでしたが、医者の態度が肯定的だった患者さんは、その六十四パーセントで症状が消失、一方、否定的な態度で接せられた患者さんは、その三十九％でしか症状の消失を認めなかったというのです。医者の言動により、患者さんは安心感を持ったり不信感を持ったりします。そのような心の状態が患者さんの心の治癒力に影響を及ぼし、それが症状の改善率にも影響を及ぼしたのではないかと考えられます。このような研究から、医者の言動という「プラシーボなきプラシーボ」が、いかに患者さんの症状に影響を及ぼすかがよくわかります。

通常の薬や手術もプラシーボ反応を引き起こす

またプラシーボは通常、乳糖やデンプンの粉といった薬理効果のないものを使いますが、通常の薬も実はプラシーボになりうるのです。例えば、風邪をひいた患者さんに医者は抗生剤を処方することがありますが、医学的に言えば風邪のウイルスに抗生剤は全く効きません。細菌感染には抗生剤は有効ですが、人の細胞の中に入り込んで増殖するウイルスには抗生剤は無効なのです。しかし、一般の患者さんには風邪にも抗生剤が有効だと思っている人が結構います。そしてそれを飲むことで次の日には風邪症状がよくなる人もいます。この場合、効かないはずの抗生剤が効いたのではなく、抗生剤によって風邪がよくなるという思い込みが心の治癒力のスイッチを押し、結果としてプラシーボ反応が引き起こされ、症状が緩和されたと考えるのが妥当だと思います。抗生剤は明らかに薬理作用のある薬ですが、風邪に対しては無効ですから、この場合の抗生剤はプラシーボだと言えます。このように薬理活性のある薬がプラシーボとして働く場合、これを「活性プラシーボ」といいます。

　また、手術という行為も、プラシーボ反応を引き起こす大きなきっかけになることが知られています。例えば二〇〇二年の「ニューイングランド・ジャーナル・オブ・メディスン」という世界的に有名な医学雑誌に、変形性膝関節症に対する関節鏡手術の論文が載っています。変形性膝関節症とは膝関節のクッションの役目を果たす膝軟骨や半月板が長期間に少しずつすり減り変形することで起きる病気であり、歩いたときの痛みや曲げ伸ばしがしにくくなるといった症状を伴います。関節鏡手術は、膝にメスで小さな穴を開け、そこに関節鏡を挿入し、変形した半月板や軟骨、関節内の骨のでっぱり（骨棘）やカケラを取り除くことで痛みを改善させようとするものです。

　この研究では、膝に痛みを抱えた百八十人の変形性膝関節症の患者を無作為に六十人ずつの三つのグループに分け、関節鏡手術の効果を調べたものでした。ひとつ目のグループは通常の関節鏡手術が行われました。二つ目のグループは同じように関節鏡を入れますが、先ほどのようにきれいにするという処置はせず、ただ生理食塩水で関節内を洗浄するという作業のみをしました。三つ目のグループにはプラシーボ手術が行われました。つまり、通常の関節鏡手術と同様、まずは膝の皮膚に小切開を加えます。本来の手術であれば、切開した部分から穴を開け関節鏡を入れるのですが、この場合は切開のみでそれ以上のことはせず、ただ関節鏡を入れたふりだけをします。その後も機械を回し音も立て、あたかも実際の手術が行われているかのごとく作業を続けます。
もちろん患者さんたちには、自分がどのグループに入ったのかわからないようになっており、手術後は膝の痛みや曲げ伸ばし具合の程度に関して、二年間にわたり追跡調査が行われました。その結果、すべてのグループで痛みや膝関節の機能に中等度の改善が認められ、グループ間で差はありませんでした。ただし、手術から二週間後ではプラシーボ群が他の二つの群よりも大幅に痛みが軽減し、歩行や階段の上り下りのテストでも大きな改善を認めました。一年後でもその傾向は続き、二年後にはどのグループもほとんど差がなくなったという結果でした。

プラシーボ手術による研究は他にもいくつかあります。例えば一九五〇年代に大変流行した狭心症に対する手術で内胸動脈をしばるというものがありました。狭心症というのは心臓の筋肉に血液を送っている冠動脈が細くなったり、詰まりかけたりすることで心筋への血液の供給が悪くなり、発作的に胸痛や胸部圧迫感などの症状を起こす病気です。当時は内胸動脈をしばることで、その分心臓へ送られる血液の量が増し、狭心症発作が減ると考えられていました。実際手術を受けた患者さんの胸痛発作は激減し、この手術の有効率は八十五パーセントとも言われていました。しかしこの手術の効果に疑問を持つ医師もおり、彼らは本当の手術とプラシーボ手術による効果の比較をするための調査を行いました。手術の方法は、胸を開け内胸動脈を露出するまではどちらも同じですが、本当の手術の場合はこの動脈をしばり血液が流れないようにする一方、プラシーボ手術の場合は、この動脈をしばらないで手術を終えます。どちらのグループの患者さんにも胸に手術跡がしっかりと残ることになりますが、どちらの手術を受けたかはわからないようになっています。その結果、本当の手術を受けたグループもプラシーボ手術を受けたグループも七十〜八十パーセントの改善を認めたのです。つまり、どちらもかなりの改善率を示したのですが、両者に差はなかったのです。このような調査結果が発表されるようになってから、これはプラシーボ反応以外の何ものでもないという結論になり、十年以上にわたり世界中で一万人以上もの患者さんに行われたこの手術も、その後行われなくなってしまいました。

また一九八一年に発表されたメニエル病に対するプラシーボ手術の研究論文もあります。メニエル病とはめまい、耳鳴り、難聴といった症状を繰り返す内耳の病気です。内耳は耳の奥にあり、その内側は内リンパ液によって満たされていますが、その循環が障害され水ぶくれ状態（内リンパ水腫）になることがその原因と言われています。本来の手術は周囲の骨を削って内耳を露出し、そこに穴を開けて余分な液が流れ出るようにして水ぶくれを解消するというものです。一方のプラシーボ手術は、骨を削って内耳を露出するところまでは同じですが、最も重要である内耳に穴を開けるという作業をせずにそのまま閉じます。もちろんこの手術では内耳の水ぶくれ状態は解消されないので理屈から言うと手術の効果は全く期待できません。

まず手術を必要とするような重症のメニエル病の患者さんを三十人集め、十五人には本来の手術を、残りの十五人にはプラシーボ手術を施しました。患者さんには自分がどちらの手術を受けたかわからないようになっており、また手術後に患者さんを外来で診る医者にも、どちらの手術を受けたのかという情報は伝えられていませんでした。このような状況で一年後に症状がどれくらい改善したかを調べたところ、どちらの手術を受けた患者さんも七十〜八十パーセントの症状の改善率を示しており、両者に差はありませんでした。さらに三年後にも同様の調査をしていますが、そこでもほぼ同様の結果でした。つまりプラシーボ手術をした患者さんも、本来の手術をした患者さんと同様にメニエル病の症状が改善したということでした。

手術が心の治癒力のスイッチを押す

これらのプラシーボ手術による症状の改善は何を意味しているのでしょうか。医学の視点からすれば、これらの手術はプラシーボ手術との差が認められなかったため、科学的根拠のない手術だということになります。それならば、これらの手術はもう行われていないのかと言うと、狭心症の手術以外は現在もまだ行われています。言っていることとやっていることが矛盾しているとと言えばそうなのですが、しかし現実社会と同様、医療の世界でもこのようなことはごく普通にあります。

一方、心の治癒力の視点から見ると、手術という行為によりプラシーボ反応、つまり心の治癒力が発揮され、結果として症状や病気の改善がもたらされたと考えることができます。手術という行為は、それだけ心の治癒力を引き出す強烈なきっかけになりうるということです。これが単なるプラシーボの錠剤を飲むだけの行為だったならば、それほどの改善も見られなかったかもしれません。手術という西洋医学の象徴的行為であったからこそ、いやが上にも患者さんの潜在的な期待感は高まり、それがプラシーボ反応を最大限に引き出し、症状の改善をもたらしたと考えることができます。ただし手術そのものは患者さんにそれなりの負担をかける行為であり危険性も伴うため、当然のことながら意味もなくするべきものではありませんが、プラシーボ反応、つまり心の治癒力を引き出し、症状や病気を改善させる効果がとても高いという意味では意義ある行為なのではないかと思っています。

ここで誤解のないように言っておきますが、プラシーボ手術が有効性を発揮するのは病気の種類にもよります。メニエル病や膝の痛みに対してはプラシーボ手術がそれなりに有効であったとしても、すべての手術に有効だというわけでは決してありません。ほとんどの場合は、手術をするからよくなるわけであり、手術本来の治療効果というものも当然あります。例えば虫垂炎の手術が必要な患者さんに対してプラシーボ手術をして、本来必要な虫垂切除をしなかったとしたならば、おそらく患者さんの多くは腹膜炎を起こして亡くなってしまうことでしょう。あくまでもここで言いたかったことは、手術という行為もプラシーボ反応を引き起こす大きなきっかけになりうるということだけであり、プラシーボ手術ですべてが治せるとか、一般的に行われている手術でよくなるのは、実はプラシーボ反応によるものだ、などと言うつもりは毛頭ありません。その点は誤解のないようにしていただきたいと思います。

さて、今言ったように、手術には手術本来の治療効果に加え、手術という行為によるプラシーボ反応、さらに言うならば手術をしてくれる医者との信頼関係や、術前術後の医者や看護師の対応やケアに対する安心感なども含まれ、それらすべてが患者さんの心の治癒力に影響を与え、それが治療効果にも反映されることになるのです。ですから、身体的治療のみならず、患者さんに安心感をもたらすようなかかわりを心がけてくれる医者が手術をし、同様の視点を持っている看護師がケアをしてくれたならば、ただ単に手術や術後管理さえ上手くやれたらそれでよいと考えている医者や看護師が作業的にかかわるよりも、ずっと治療結果や術後の回復がよいのではないかと思うのです。

がんの自然寛解（自然治癒、自然退縮）

心の治癒力、体の治癒力

前にも述べましたように私はもともと、がんが積極的な治療をすることなく自然に縮小したり進行が止まってしまうという、がんの自然寛解《かんかい》現象にとても関心がありました。どうしてこのようなことが起こるのかは未だにはっきりしたことはわかっていませんが、私はそこに心の治癒力が大きく関与しているのではないかと考えています。

どんな人でも、ちょっとした風邪やけが程度であれば放っておいても自然に治ってしまいます。それは人の体には自然治癒力が備わっているからです。つまり体の持っている治癒力の働きです。同じように心にも治癒力が存在しています。例えば、愛する人を亡くした場合、自分も死んでしまいたいと思うくらい絶望感に打ちひしがれ、そこからなかなか立ち直れないという人もいますが、それでもたいていの場合は、ある程度時間が経つにつれ、次第に心は落ち着き、何年か経てば以前の自分を取り戻し、日常生活や仕事もできるようになってくるというケースがほとんどです。このときに、その人を回復させた力がまさに心の治癒力なのです。このように人には体を癒す力があると同時に、心を癒す力もあるのです。

また心の治癒力は、自らの心を癒すだけでなく、同時に体の治癒力にも大きな影響を与えます。家庭や仕事、人間関係といった問題で悩みを抱えている人は明らかにストレス状態に陥っています。このようなときには自律神経系やホルモン系、免疫系が十分に機能せず、様々な症状が出てきたり、ときには病気になったりもします。この場合、心は自らの治癒力を発揮できないどころか、「こうしなければならない、ああしなければならない」「もっとしっかり仕事をするべきだ」といった「ねばならない思考」や「べき思考」により、自分自身の心に足かせをはめてしまうため、かえってストレス状態が高まり、それが体調を崩させてしまうことになります。逆に、問題が解決され気持ちがとても楽になったり、自分自身の思いが前向きになり、イキイキとした状態になったりしたならば、体のアンバランスは回復し、体調もよくなってきます。これは心の治癒力が本来の力を発揮することで体の治癒力を促進させ、それが症状の改善をもたらしたと言えます。このように心には病気をよくすることも悪くすることもできる力があり、その意味ではまさに諸刃の剣と言える存在なのです。

初孫誕生の喜びが、がんを消すのに貢献？

このように両側面を持ち合わせた存在である心ですが、これがときとしてとてつもない力を発揮し、体の治癒力を信じられないほどに高めてくれるのです。それががんの自然寛解なのです。ただし、どのような心の状態になったときに、そのような力を発揮することができるのかということに関してはよくわかっていませんし、またそう簡単に言葉で表現できるような単純なものでもありません。例えば、がんがよくなるくらいですから、よほど強烈で前向きな気持ちが必要になるのではないかと思われがちですが、実は必ずしもそうではないのです。

以前私が勤めていた病院に、ある肝がんの患者さんがいました。彼の肝臓には十センチほどの腫瘍があったのですが、場所が悪く手術はできない状態であり、また高齢だったということもあり特に積極的な治療もしませんでした。そのため毎月病院を訪れるたびに超音波検査と血液検査をして外来でフォローしていたのですが、初診から三ヵ月ほどしたときに、超音波検査をしていた検査技師から電話が入り、先月まで確かにあった腫瘍が見当たらないと言うのです。そんなバカなと思いながらも、実際に検査室に行ってみると、確かに前回までしっかりとあった腫瘍がなくなっているのです。また、腫瘍の進行度を表す腫瘍マーカーの値も下がっているのです。まさにがんの自然寛解が起きたのでした。では、この患者さんにどのような心の変化があったのでしょうか。実はこの患者さんは未告知だったのです。つまり本人は自分ががんだということを全く知らなかったのです。いつも一緒に来られる息子さんの嫁に何か変わったことはなかったかとたずねたのですが、特に変わったことはないとのことでした。ただ敢えて言うならば、と断った上で教えてくれたのは、実は今度初孫が生まれることがわかり、それをとても喜んではいたということです。そのことがわかって以来、あの頑固だったおじいさんが、とても穏やかで優しくなったような気がすると彼女は教えてくれました。

このことだけで心の治癒力ががんを消したなどと断言するつもりはありませんが、しかし初孫が生まれるという喜びが何かしらの影響を及ぼしたという可能性はあるのではないかと思っています。

開き直る心が自然寛解へとつながった？

また、以前がん患者さんを集めてグループ療法をしていたときに話を聴かせてもらった卵巣がんの患者さんも、今の患者さんと同様、強烈な心のエネルギーが自然寛解をもたらしたなどというイメージとはほど遠い人でした。彼女は卵巣がんの手術をしましたが全部は取り切れず、そのため抗がん剤を勧められましたが、嫌だと言ってそれを拒否しました。抗がん剤をしなかったらあと三ヵ月の命だと言われましたが、それならそれで仕方ないといって、結局、その後は何の治療も受けませんでした。彼女は帽子を作る仕事をしており、そのため注文を受けていた帽子を術後も作り続けていました。自分が生きている間にできるだけ仕上げておきたいという思いがあったのですが、気がついてみると半年が経っていました。術後に再び溜まり出していた腹水も次第に少なくなり、二年経ったある日、病院で検査をしてもらったところ、がんも腹水もなくなり、腫瘍マーカーも正常になっていました。私が彼女に会って話を聴いたのはそれから十年が経ってからのことでした。もちろん元気に過ごしていました。私は彼女に、しきりにがんが消えたきっかけになったものは何なのか、そのときの思いはどうだったのかとたずねたのですが、はっきりとした返事は何も返ってきませんでした。実は彼女もなぜよくなったのかがよくわからないと言うのです。三ヵ月の命と言われたので、それならば仕方ないとあきらめ、あとは帽子作りに専念していただけだと言うのです。自然寛解した人の中にはこのような人もいるのです。もっとも、敢えて心の状態と結びつけて考えるとするならば、開き直りの心、つまりよい意味でのあきらめや執着のない状態ががんを消失させたと言うこともできるかもしれません。

がんの自然寛解には何かのきっかけが必要

以前、ＮＨＫ教育テレビスペシャルで「人間はなぜ治るのか」という三夜連続で放送された番組がありました。当時のディレクターであった川竹文夫さんが、自分が胃がんになったのをきっかけにがんの自然寛解（当時は自然退縮といっていました）に関心を持ち、この番組を作りました。

川竹さんは、まず全国の医師にアンケート調査を実施し、がんの自然寛解の症例を集めました。その中から番組の冒頭で紹介されたのが、京都のある病院で経験された再発胃がんの自然寛解の例でした。この患者さんは手術でお腹を開けると、すでにがんはお腹の中全体に広がり、腸や肝臓も巻き込んでいる状態でした。とても手が付けられる状態ではなかったので、そのままお腹を閉じ手術を終了しました。ところが、それから一年後、お腹に広がっていたがんが縮小、消失してしまったというのです。さらに十数年後に他の病気が原因で亡くなったので、京都大学付属病院で病理解剖をしたところがんは全く認められませんでした。がんは完全に消失していたのでした。

この患者さんは、実は「がんは全部取れた」と説明されていたのです。そんなことを聞くと、「これでがんは治った」という安心感が自然寛解をもたらしたのではないかと思いたいところですが、それはあまりにも短絡的すぎます。実際の臨床でも、お腹を開けたものの、思っていたよりがんが広がっていたため、何もできずそのまま閉じざるを得ないというケースはよくありますし、そのような場合、家族からの強い要望で「がんは取れた」と説明せざるを得ないこともあるでしょう。でも、そのような患者さんのがんが自然寛解するかと言うとそんなことはありません。たいていの場合は半年から一年くらいで患者さんは亡くなるのが普通です。このケースの場合、自然寛解をさせた何か他の要因があったのだと思うのですが、今となってはそれはわかりません。ただこれだけは言えると思います。この患者さんにとって「手術」という行為は明らかに自然寛解を引き起こすきっかけにはなりました。もしお腹を開けるという行為をしなかったならば、多分がんが自然と消えるなどということは起こらなかっただろうと思います。自然寛解には必ず何かきっかけが必要なのです。それがなければ心の治癒力のスイッチが入りません。この患者さんの場合は「手術」という行為が心の治癒力のスイッチを押したということだけは確かなことだろうと思います。

ところで、がんが自然寛解したと言う場合、まずは医学的にがん細胞の存在が証明され、その後有効な治療を受けていないにもかかわらず、ＣＴや血液検査でがんがなくなったことが証明されなくてはなりません。またたとえがんが完全になくなっていなくても、五年以上その大きさが変わらないという場合も自然寛解に含まれます。一時的によくなっても数年後に再発し結局悪くなる人もいるので、最低五年間は様子を見守らなくてはなりません。これだけでもがんが自然寛解したという証拠には十分なるのですが、さらに厳密に言うならば、この例のように亡くなったあとに病理解剖をし、本当にがんがないことを証明する必要があります。しかし実際にそこまでデータがそろうケースはそんなに多くはありません。その意味でもこのケースはとても貴重なものだと思います。

がんの自然寛解を経験した人の共通点

さて、先ほどの教育テレビスペシャルの番組の話に戻りますが、この中でがんの自然寛解を経験した四人の患者さんが紹介され、各々がインタビューを受けていました。四人ともよくなったきっかけは違うのですが、その根底には治るという強い信念と希望がありました。膵臓がんが肝臓や腹膜に転移し、主治医からあと三週間の命と言われた男性は、自分でがんを治してやるという信念のもと、病院の庭を毎日歩き始めました。末期胃がんの女性は手術時、すでにがんがお腹全体に広がっていたためそのまま閉じられました。その後、信仰に目覚め、以来がんの恐怖が全くなくなりました。三十代で乳がんになったときすでに転移があった女性は、台湾医師の包み込むような慈悲深い心に触れ、明るく生きることを決意しました。また余命一年と言われた肝臓がんの男性は、あるとき病院を抜け出し、以来食事療法にすべてをかけました。

これらの患者さんは通常でしたらとっくの昔に亡くなっていてもおかしくない人ばかりですが、十年から四十年近く経った当時でもとても元気にしていました。きっかけになった出来事はどの人も異なります。歩くことや食事療法、信仰、信頼できる医師との出会いと、どれも平凡なものばかりですが、この患者さんたちにとっては、その平凡なことががんの自然寛解を引き起こすだけのきっかけになったのです。しかし逆は必ずしも成り立ちません。食事療法をしたり信仰を持ったりしさえすれば必ず自然寛解が起こるかと言うと、そんなことはありません。人それぞれの相性やタイミングもあるでしょうし、その人の琴線に触れる何かがあるからこそ、心の治癒力にスイッチが入り、がんは自然寛解へと向かい始めるのです。この番組では、強い信念と希望が四人に共通した心の状態だと紹介していましたが、いろいろな患者さんを見ていると、必ずしもそればかりではないと私は思っています。先ほど紹介した肝臓がんの患者さんなどは未告知だったこともあり、信念や希望などといった積極的な思いは何も感じませんでした。敢えて言うならば、喜びや楽しみといった感覚の方が近いような気がします。

心の治癒力を最大限に高めた例

日本でがんの自然寛解の症例を多数集めた中川俊二先生が最初に出会った喉頭がんの患者さんも、心の治癒力の様々な可能性を考える上でとても興味深い症例と言えます。この患者さんについては『ガンになりやすい性格――奇跡的にガンを自然退縮させた実例集』（主婦の友社）に書かれていますので、そこから少し見てみましょう。この患者さんは最初上顎がんの診断を受け、大学病院で手術を受けました。それから二年後、声のかすれの症状が続くため再び大学病院を受診、そこで喉頭がんと診断されました。医者は当然手術を勧めましたが本人はこれを拒否しました。実はこの患者さんはある宗教団体の熱心な信者さんであり、当時は布教活動や信者さんへの講話などを一生懸命にやっており、すべてを神様に捧げる人生を送っていたのです。そのため、もしも喉頭を取る手術をしたならば声を失うことになり、自分の生きがいである教えを説くという仕事ができなくなってしまいます。そんな状態で生きている意味はないので、死んでもよいから声の続く限りこのまま今の仕事を続けたい、というのが彼の思いでした。結局、何の治療もすることなく、その後も同様に講話や布教活動の仕事を続けていました。診断から三ヵ月後はまだ声のかすれが残っていましたが、半年が経った段階では全く声のかすれはなくなっていました。二年後に再度診察をしてもらうと、喉頭がんはきれいに消えていたのでした。喉頭がんが発見されてから十三年目にこの患者さんは静かに息を引き取りました。最後は老衰とのことでした。

このケースの場合はとても強い心のエネルギーを感じます。ただし、絶対にあきらめないとか、きっとよくなってみせるといった自分に向けられた思いではありません。自分の命は神様にお任せし、あとは全身全霊を捧げて宗教活動に専念するという、人の幸せのために向けられた思いです。このような尊い思いが心の治癒力を最大限に高め、がんの自然寛解をもたらしたとしても不思議ではない気がします。

もちろん、こんな献身的な思いを持てる人はそんなに多くはないかもしれませんし、仮にこの患者さんのように、命をなげうってすべてを人のために捧げるという純粋な思いがあったとしても、必ずしも同じような結果になるとも限りません。ただ、この患者さんの場合、喉頭がんだと言われた十日後に教主様に会う機会を得て、そこで「あなたが今日までやってこられたことは教団にとっての大きな功労であり、大事な宝です」と言われ、いたく感動したのでした。帰りの車中で、その言葉で心機一転し、残された生涯を全うするための生きがいを見つけられたことに号泣したといいます。死に直面した人が号泣するほどの感動体験には、計り知れない心のエネルギーを生み出す力があるのかもしれません。

がんを消し去る原動力とは？

同じ感動体験でも、全く異なるケースもあります。二〇〇四年に日本で上映された『天国の青い蝶』という映画をご存じでしょうか。これは実話をもとにして作られた映画ですが、主人公はカナダに住む六歳（映画では十歳の設定になっていました）の脳腫瘍の男の子です。彼はあと数ヵ月の命と言われており、一度は脳腫瘍の手術をするも、その後も進行は止められず、自力で歩くこともしゃべることもできなくなってしまったのです。しかし昆虫が大好きな彼には夢がありました。それはブルーモルフォというこの世で最も美しいと言われる蝶を、自分の手で捕まえることでした。しかしその蝶は中南米のジャングルに行かなければ見られないものでした。余命幾ばくもない息子の願いを何とか叶えてあげたいと思った母親は、世界的に有名な昆虫学者であるブロッサール博士に、子どもの夢を叶えるためにブルーモルフォを捕まえる旅に同行してほしいと願い出ました。少年と母親のまっすぐな思いに心打たれた博士は、熱帯雨林のジャングルへ行くことを決意するのでした。博士は少年を肩車してジャングルを歩き続けました。少年は辺り一帯を飛び交うたくさんの美しい蝶を目の当たりにし、自分の夢に少しずつ近づいていくのを実感します。そして蝶たちに後押しされるかのように、少しずつ足を踏み出せるようになり、しまいには自分一人で蝶を追いかけられるようになるのです。そしてついに幻の蝶、ブルーモルフォを捕まえることに成功するのでした。

帰国後少年の病状はみるみる快復に向かい、なぜか脳腫瘍も消えてしまったのです。それから十六年後、二十二歳になった彼が映画上映に先立ち来日した際のインタビューで、奇跡が起きたのはなぜだと思うかという質問に対して次のように答えていました。

「僕の場合、やはりブルーモルフォを取りたいという夢があり、その夢を実現することができた、ということが一番大きかったと思います。おそらくその夢は何でもいいのだと思います。どんな小さなことでも、本当に自分のしたいことがあることが僕は重要だと思っています。ですから、その夢を踏み出す一歩が奇跡につながるのではないかと思います」（映画『天

国の青い蝶』パンフレットより）

彼の場合、ブルーモルフォを見たいという強烈な思いがありました。ジャングルの中を博士に肩車されて歩き回っているとき、二人は川に落ちてけがをします。少年は博士を「もう信用できない」と責めました。すると博士も「君はもう病気なんかじゃない。蝶を捕まえたいなら自分で捕まえなさい。私はもう君を運ばない」と言い返したのです。すると少年は、捕虫網の柄を支えにして自分で起き上がり、それを杖にして歩き始めたというのです。ブルーモルフォを見たいという強い思いが、彼を歩かせたのかもしれません。そして実際のブルーモルフォとの出会いが、彼に鮮烈な感動と喜びを与えたことは間違いありません。先ほど紹介した喉頭がんの患者さんにとっての教主様からの言葉も、この少年にとってのブルーモルフォとの出会いも、ともに感動や喜びという心のエネルギーを生み出すきっかけになっています。もしかしたらそれががんを消し去る原動力になっていたのかもしれません。

私が見た緩和ケアでのケース

緩和ケアに来られる患者さんの中にもこれに類するケースは何人かいます。あるとき、七十代の肝臓がんの男性が私の緩和ケア外来を訪れてきました。彼は、「自分は主治医に三年の命と言われ、すでに三年が経ったので末期がんだと思う」と言い、「これ以上長生きしたいとは思わないので、あとは楽にスーッと逝かせてもらいたいと思いここに来た」と言うのです。紹介状も何もありませんでしたが、三年前から検査結果を詳細に記したノートを持参していたので、それを見せてもらいました。最初に肝臓がんが見つかったのは確かに三年前であり、CTで三センチほどの腫瘍があったと記録されていました。肝臓がんの成長度合いを表すAFPという腫瘍マーカーも毎月のように検査しており、最初の頃は五〇程度であったものが、二年後にはその値は六〇〇〇以上にもなっていました。彼は肝臓がんが見つかったとき、主治医から手術をすればよくなると言われていましたが、「もし手術をしなかったらあとどれくらい生きられますか」とたずねたところ、三年くらいだろうと言われたと言うのです。そのとき彼は、自分はあまり長生きしたいとは思わないし、あと三年生きられたらもう十分だからという理由から治療を断り、その後は検査のみで外来フォローされていました。

私はとりあえず今の状態を知りたかったので採血とCT検査を行いました。すると肝臓にある腫瘍は三年前と変わらぬ三センチのままであり、腫瘍マーカーは逆に九〇〇台にまで低下しているではないですか！　ノートをもう一度よく見直してみると、過去五、六回行っているCT検査でも腫瘍の大きさはほとんど変わっておらず、腫瘍マーカーも半年くらい前から次第に低下し始めていたのです。がんの自然寛解の患者さんを何人も診ている私にとって、この患者さんもまさにそのパターンの人だと思ったので私は彼に言いました。

「もしかしたら、あなたの肝臓がんはよくなるかもしれませんよ」

するとと彼はちょっと渋い顔をし、やや考え込むように言いました。

「う〜ん、それは困った……」

私の「よくなるかもしれない」という言葉に、なぜか戸惑いを見せたのでした。よくよく話を聴いてみると、こういうことでした。彼は、自分の命はあと三年と定め、人生最後の時間を、世界二十数カ国を周る旅に費やし、十分楽しい時間を過ごしてきたと言うのです。これで思い残すことはない、あとは苦しむことなくスーッと逝かせてもらえたらそれでよいと思ってここに来たのに、よくなるかもしれないと言われてどうしてよいのかわからなくなってしまったと言うのです。でも腫瘍は大きくなっておらず、腫瘍マーカーもピークのときに比べ七分の一にまで下がっているのですから、このままのペースでいけば十分によくなる可能性はあると思ったからこそ伝えたわけです。それなのに、「困った」と言われても私も困ってしまいます。

仕方ないので、とりあえず外来でしばらくは様子を見ていくことにしました。その後、何度か電話連絡もありましたが特に問題ないと判断し、様子を見てもらうように伝えました。初診から十一ヵ月が経ったある日、再び電話連絡がありました。

「最近は体がだるくて仕方ありません。食事も入らなくなってきたので多分もうダメだと思います」

私は、そんなことないだろうと思いながらも、一応外来受診するように伝えました。するとどうでしょう。一年前までは全く問題がなかったのに、そのときにはすでに黄疸が出ていました。すぐさま採血とＣＴ検査をしたところ、肝臓がんは六センチの大きさになっており、腫瘍マーカーも四五〇〇〇まで跳ね上がっていました。腫瘍の直径が倍になったということは、体積は八倍になったことを意味します。腫瘍マーカーも初診時の約五十倍にも上昇していました。すでに肝機能障害も出ていたため、すぐさま緩和ケア病棟に入院してもらいました。その後、症状はずいぶんと楽になりましたが状態は次第に悪化し、入院から一ヵ月足らずで静かに息を引き取りました。

この患者さんの場合、肝臓がんと診断されてから亡くなるまでの間、全くの無治療でした。腫瘍マーカーの変化だけでがんがよくなったとか悪くなったとかを一概に言うことはできませんが、とても興味深い経過を辿ったのは事実です。最初の三年間はがんの大きさは変わることなく、また腫瘍マーカーも最高六〇〇〇まで上がっていたものが、途中から下がり出し九〇〇台にまで低下しました。これを見る限り、がんが縮小したとは言わないまでも、少なくとも進行は止まったのではないかと解釈することは十分にできると思います。なぜこのようなことが起こったのか。まさにこれが心の治癒力のなせる業ではないでしょうか。彼は、自分は三年の命と割り切っていた一方で、その三年間を思う存分楽しもうと思い、実際、世界旅行を満喫していました。人生最後の時間を、精一杯楽しみたいという思いだったのかもしれません。そんな喜びや充実感に満ちた気持ちの状態は、心の治癒力を大いに発揮させることになります。その結果、がんの進行が抑えられたのかもしれません。逆に、私のところを受診し、もしかしたら治るかもしれないと言われた彼は大きなショックを受けました。せっかく死ねると思ったのに、まだ生き続けなくてはいけないのかという思いが、彼の心に重くのしかかったのでしょう。彼にとっては、これからも生き続けなくてはならないという現実が、ことの他大きなストレスになっていた可能性はあります。それが腫瘍を急速に成長させ、腫瘍マーカーも一気に上昇させたのかもしれません。

この患者さんは自然寛解のケースではありませんが、しかし全くの無治療であったにもかかわらず病状は落ち着いていた時期が三年もあったわけですから、一時的ではあるにせよ自然寛解を思わせる患者さんではありました。このようなケースであれば緩和ケアの患者さんでもそれなりにいる可能性はあると思います。実際、腫瘍マーカーが低下してきた患者さんは少なくとも五名はいますし、腫瘍マーカーは計っていませんが十年近く長期生存している患者さんが一人います。つまり当院の緩和ケアを訪れる患者さんの二百人に一人くらいは、そのような患者さんがいるということです。あとは医者がそのような可能性を信じて患者さんを診ているか否かの問題だと思います。そのような目で見ない限り、一時的であれ、がんがよくなっているという事実を見つけることはできません。

腫瘍マーカーが下がった三人に共通するもの

腫瘍マーカーが下がった五人のうち三人は前立腺がんの骨転移の患者さんで、いずれも八十代、九十代の高齢の方でした。前立腺がんの場合、ＰＳＡという腫瘍マーカーががんの進行を表すとてもよい指標になります。健常者の場合、この数値は〇・一ng／mL以下と非常に低いのですが、その数値が四ng／mL以上になると前立腺がんが疑われます。この三人はすでに末期でしたので当然ＰＳＡの値は高く、八十代の二人は三一七九ng／mLおよび三二三一ng／mLであり、もう一人の九十代の患者さんは一一二七ng／mLと高値を示していましたが、それぞれ六九六ng／mLおよび一五九五ng／mL、そして三八三ng／mLと約五分の一～二分の一にまで低下しました。最終的にはいずれも肺炎で亡くなられてしまいましたが、一人は四ヵ月間、残りの二人は約一年の間、緩和ケア病棟で入院生活を送っており、とてもよい時間を過ごしてもらえた患者さん方でした。もちろん腫瘍マーカーが下がったからと言ってがんがよくなったと単純には言えませんが、抗がん剤の治療により腫瘍マーカーが下がれば、その抗がん剤が効いていると判断することからも、がんの進行がある程度抑えられている可能性はあるのではないかと思っています。

しかし通常は、緩和ケアに入院している患者さんの腫瘍マーカーをチェックすることはほとんどありません。データは悪いに決まっているので敢えて計ることなどしないのです。ところがこの患者さんは状態があまりに落ち着いていたので、半年ほど経ったあるとき、採血をして体の状態を一応チェックすることにしてみました。その際、ついでだからといった気持ちでPSAも計ってみたのです。すると驚いたことに、その値が大きく下がっているではありませんか！　そんなことがあって以来、比較的状態が落ち着いている患者さんの場合、念のため腫瘍マーカーも見てみるようになったのです。すると、それが下がっていた前立腺がんの患者さんが続けざまに二人見つかったというわけです。

ではなぜこの三人は腫瘍マーカーが大きく下がったのでしょうか。はっきりしたことはわかりませんが、三人にはある共通点がありました。それは未告知であるということとカラーセラピーを受けていたということです。特にカラーセラピーは彼らのお気に入りで、二週間に一度セラピストが来るのをいつも心待ちにしていました。当院で行っているカラーセラピーは下絵に色を塗るという単純なものなので、絵の上手い下手に関係なく誰にでも簡単にできます。セラピストとおしゃべりをしながら好きな色を塗り、絵を完成させるだけですから、一見すると平凡すぎてあまり面白くないように思うかもしれませんが、やってみると、これが意外とはまってしまうのです。彼らはこのカラーセラピーがとても気に入っており、できた作品は部屋の壁に貼り、いつしかそれは二十枚以上にもなっていました。

「お姉ちゃん療法」と「イケメン療法」

あるとき、セラピストの方々に、「腫瘍マーカーが下がった患者さんが三人もいたんだけど、なんでだと思う?」とたずねたところ、彼女らはカラーセラピーをすることによる充実感や達成感、満足感といった心の状態がよい結果を生んだのではないかとしきりに力説していました。確かにそのような心の状態は腫瘍マーカーを下げる可能性があるかもしれませんが、しかし私にはどうもそれは違うのではないかという思いがぬぐい去れませんでした。それと言うのも、いつも来てくれる二人のセラピストがとてもきれいだったのです! 患者さんは彼女らをとても気に入っており、また会えるのをすごく楽しみにしていました。ですから私の憶測では、カラーセラピーによって心の状態が変わったというよりも、二週間に一度、彼女らと会ってたわいもないおしゃべりの時間が持てることが、彼らにとってこの上ない喜びになっていた可能性があると密かに思っています。明るく優しくきれいで楽しい二人の女性に囲まれ、一～二時間もの間、彼女らを独占できるというのは、まさにパラダイス状態だったにちがいありません。もしもセラピストが冴えない中年のおじさんだったら、果たして同じような結果になったでしょうか。そう考えると、これはカラーセラピーによって腫瘍マーカーが下がったというよりも、彼女らの存在によって心がハッピーになり、その結果腫瘍マーカーが下がったのではないかと思うのです。その意味でこれは、カラーセラピーではなく「お姉ちゃん療法」だと言えます。患者さんの心をグイッとつかんで離さないような、そんなセラピストの存在そのものがセラピーになっていたのではないかと私は勝手に思っています。

このお姉ちゃん療法は男性患者さん向きですが、これを応用して女性患者さん向きのものもよいのではと考えています。その名もズバリ、「イケメン療法」です！　キムタクや福山雅治のような、とても魅力的ですてきな男性セラピストにハンドマッサージをしてもらうのです。それを受けながらあれこれとおしゃべりをして三十分ほど過ごすという、そんなセラピーがあったら女性の皆さんは受けたいと思いませんか。もしそのセラピストが自分好みだったならば、また来てもらうのがとても楽しみになるのではないでしょうか。心もウキウキして、とてもハッピーな気持ちになれたならばそれだけでも幸せです。腫瘍マーカーが下がろうが下がるまいがそれは二の次のことであり、少しでも患者さんに楽しみや喜びが生まれたならばそれでよいのです。

ちょっと話が横道にそれてしまいました。要は、どんな喜びや楽しみを持とうがそれはそれで構わないということです。何が人を喜ばせ楽しませるのかは、人それぞれ全く異なるのです。蓼食う虫も好き好きなのです。その点にも配慮しながら、一人ひとりの患者さんにかかわっていくならば、もっと楽しい緩和ケアができるかもしれません。

自然寛解を拡大解釈すると

さて、ここでまた話をがんの自然寛解に戻しましょう。通常、不十分な量の抗がん剤であっても、少しでも西洋医学的治療を受けていた場合には、それによってがんがよくなった可能性があるという判断のもと、それは正式には自然寛解と認められません。それがほんのわずかな量の抗がん剤や放射線であったとしても、結果としてよくなったのであれば、それは西洋医学的治療が効いたと解釈され、手柄を独り占めされてしまう傾向にあります。

しかし実際には、抗がん剤や放射線治療が身体レベルにおいて多少の影響を及ぼしたことが引き金となり、その上で心の治癒力が遺憾なく発揮できるようになったならば、その結果としてがんが縮小ないし消失したということもありうると考えています。そのようにがんの自然寛解を拡大解釈するならば、実際の医療現場でもかなりの数にのぼるのではないかと思っています。

『癌が消えた――驚くべき自己治癒力』（新潮文庫）の著者、キャロル・ハーシュバグとマーク・イーアン・バリシュは、この本の中でがんの自然寛解を次の六つのカテゴリー、つまり⑴治療せず、⑵不十分な治療、⑶平衡状態（あるいは進行の遅れ）、⑷長期生存、⑸補足的治療、(6)いわゆる「奇跡」に分類し、それぞれで数多くの症例を集め分析しています。狭義の自然寛解と言えば(1)(3)(6)を指し、ここでは西洋医学的治療を一切受けていません。一方、それ以外のものは多少なりとも西洋医学的治療を受けてはいますが、実際には心の治癒力との共同作業により、驚異的回復をもたらしたと考えられるパターンです。

私と一緒にホリスティック医学の活動をしている仲間に現役の耳鼻科医師がいますが、彼の場合はこのパターンに入るケースと言えるかもしれません。彼は四十四歳のときに咽頭がんと診断されました。奇しくも自分の専門領域のがんになってしまったのです。すでに頚部に多発リンパ節転移があるステージⅣの状態でした。彼はしっかりとした自分の考えを持っており、敢えて標準治療である手術は受けませんでした。実際に行ったのは放射線療法とほんのわずかな抗がん剤だけであり、通常の治療法からすると不十分なものでした。当然のことながら最悪の場合もありうることを覚悟しなくてはなりません。もともと東洋医学や代替医療にも関心があった彼は、がんの治療に総力戦で臨もうと考え、運動療法や食事による体質改善、様々な代替医療、さらには心のコントロールにも取り組みました。温熱療法や鍼灸、健康食品、カウンセリング、ヒーリング等々様々なものに取り組みましたが、どれも長続きすることなく、またこれと言って決め手になるものもありませんでした。

ほんのひと言が、心の治癒力のスイッチを入れる

しかしそのような取り組みの中で、彼は深く自分が癒される体験をしました。それは、放射線療法の真っ最中にたまたま紹介されて受けたヒーリング（手当療法のようなもの）でした。正確に言うとヒーリングそのものではなく、ヒーリングをしてくれた女性の言葉に癒されたと言います。

「あなたは今まで、この手でずいぶん多くの人を助けてきましたね。こんどはあなたが少し助けてもらう番なのですよ」

そのとき、彼はとめどもなく涙があふれてきたと言います。なぜ自分がこんなにも泣けてくるのか、そのときはわかりませんでした。何年か経った頃、なぜあのとき自分はあんなに涙が出てきたのか、その理由がわかったのです。それは自分を肯定してくれたからです。それまで彼は西洋医学への疑問を感じながらも、実際には日々の仕事をしていることに矛盾を感じていました。そしていつしか自分がしている医者としての仕事を否定するようになっていたのです。「あなたは、今までずいぶん多くの人を助けてきました」と言ってもらったとき、自分が今まで矛盾を感じながらもやってきたことは決して間違ってはいなかった、自分では理想の医療ではないと思っていても、それでも助かっている人、喜んでいる人々がいると、自分で自分をそのように認めてあげることができた瞬間だったのです。

自分を認める、自分を肯定する、それが癒しの原点です。それができた瞬間、その人の人生観や価値観に大きな変化が起こります。彼はヒーリングの女性の言葉を通して、それに気づきました。彼の心の治癒力のスイッチが押された瞬間でした。

その後しばらく信州安曇野にある穂高養生園という施設でゆっくりと養生をしました。そこで、あるがん患者の自助グループとの出会いがあり、それがきっかけとなり年二回、穂高養生園で近況報告や観光をしながら、ときには悩みごとを相談したり励まし合ったりするという集いも持つようになりました。彼はここで、お互いのつながりがもたらす底知れないエネルギーを体感することになります。それが今日までの十数年の間、彼の命を支えている原動力になっているのかもしれません。

彼の場合、西洋医学的治療を受けているので厳密な意味では自然寛解と言えないかもしれません。しかし不十分な治療であったにもかかわらず、今日まで元気でいられるのは、心の治癒力が大きな役割を果たしているのではないかと思えてなりません。ヒーリングの女性の言葉による癒しの体験は彼の心に大きな変化をもたらしました。また穂高養生園でのがん患者の自助グループのメンバーをはじめとする様々な人とのつながりや支え、さらには彼自身が「がんの意味」を考え続けることでたどり着いた気づきや価値観の変化、そういったものすべてが心の治癒力を高め、それが今日まで彼が再発することなく過ごすことができている大きな要因なのではないかと思うのです。

人とのつながりと支えがエネルギーになる

いろいろな患者さんを紹介させていただきましたが、がんの自然寛解が起こるとき、そこには信念や希望、喜びといったような単純な言葉では言い表せない心のエネルギーが存在しているということが少しはおわかりいただけたでしょうか。またそのような思いを引き出すきっかけになることも人により千差万別です。食事療法や運動療法といった自らの積極的な取り組みがきっかけになることもあれば、手術や健康食品といった治療的かかわりがきっかけになることもあります。信頼できる治療者との出会いやその人のひと言、さらには信仰などがきっかけになることもありますし、その一方で楽しみや喜び、充実感、感動を覚えるような出来事がきっかけになることもあります。

もちろん、これらはあくまできっかけであり、その思いが持続するためには、もうひとつ大きな要因が必要だと思っています。それは家族や友人、信頼できる人や仲間とのつながりや支え、かかわりです。つながりという意味では患者会のような集まりやグループ活動でもよいかもしれません。先ほど紹介した彼もがん患者の自助グループとのつながりが、自分のエネルギーになっていると述べていることからもわかるように、つながりや支え合いが心の治癒力を維持するのにどれほど大切なものなのかわかりません。このようなつながりや支えがあるからこそ人は前向きな気持ちを維持できたり、喜びを分かち合えたり、感謝や感動の思いを持てたりするのです。その思いが、心の治癒力を発揮し続ける原動力になるのです。また、そのような思いを支える環境も大切かもしれません。治療環境や家庭環境、住環境、自然環境といったものも人の心に大きな影響を与えます。特に治療中の患者さんであれば、医者患者関係やナースの対応、病院の雰囲気といった治療環境は特に重要と言えます。

こういった様々なきっかけや要因が、患者さん自身の心の治癒力と一体になったとき、ときにがんがよくなってしまうという自然寛解現象が起きるのではないかと私は考えているのです。

あとがき

　私は緩和ケア医になる前の十数年の間、心療内科医をしていました。もともと心療内科医になろうと思ったきっかけは、がんの自然治癒にとても関心を持っていたからです。なぜ、もう手遅れだと言われたがん患者さんが治ってしまうことがあるのか。一体何の力が末期がんをも消し去ってしまうのか。そんな疑問が私の中には常にありました。しかし未だにその答えは見つかっていません。ただ、そこには人が持っている計り知れない心の力、つまり「心の治癒力」が関与しているということだけは確かなことだと思っています。緩和ケアの患者さんでも、がんが消えてしまったり、長年落ち着いた状態でとどまっていたりするケースがあることは、本書でも紹介させていただいた通りです。そこにも何かしらの形で「心の治癒力」が大きくかかわっていると私は思っています。

　緩和ケアと言うと、一般の人はすぐに死をイメージする傾向があります。確かに緩和ケアに入院してくるのは、すでに治療が困難になったがんの患者さんであることを考えると、そう思われるのも無理からぬことだと思います。しかし今述べたように、もともとがんの自然治癒に関心があり、そのような患者さんとのかかわりも多かった私にとって、末期がん＝死という発想にはどうしても違和感があるのです。末期がんだと言われても、よくなる可能性はゼロではありません。ゼロではないということは、よくなる可能性もあるということです。そのような事実を伝えることで、少しでも希望を持ってもらえる患者さんがいるならば、そんな話しをするのも意味があることだろうと考えました。そこで最終章では「心の治癒力」やがんの自然治癒をテーマに取り上げることにしました。緩和ケアの本ではこのような話題はタブーなのかもしれませんが、末期がんがよくなったという話しで締めくくるような緩和ケアの本が一冊くらいあってもよいのではないかと思い、これにかなりのページを割くことにしました。これにより、絶望に打ちひしがれた思いで入院している患者さんが、少しでも希望を見出してもらえるのであるならば、それだけでもこの本を世に送り出した意味は十分にあったと思います。

最後になりましたが、緩和ケア病棟に入院された患者さんをはじめ、病棟のナースやスタッフ、また数多くのボランティアの皆さん方には心から感謝申し上げます。日々の患者さんとのかかわりの中から多くのことを教えてもらえたからこそ、この本は生まれたのです。さらに日夜を違わず患者さんに親身になってかかわってくださるスタッフの皆さんがいるからこそ、緩和ケア病棟は成り立っています。本当にありがとうございました。

また、緩和ケアに関する二冊目の本の出版を快く引き受けてくださった築地書館の土井二郎氏および、今回の出版にあたり、遅れがちな原稿を辛抱強く待ってくださった柴萩正嗣氏にも心より感謝申し上げます。

参考図書・文献

「心の治癒力をうまく引きだす」黒丸尊治著、築地書館
「がんばらず、あきらめない　がんの緩和医療」黒丸尊治著、築地書館
「解決のための面接技法」ピーター・ディヤング、インスー・キム・バーグ著、桐田弘江他訳、金剛出版
「木を見る西洋人 森を見る東洋人」リチャード・E・ニスベット著、村本由紀子訳、ダイヤモンド社
「抗うつ薬は本当に効くのか」アービング・カーシュ著、石黒千秋訳、エクスナレッジ
「朧のつぶやき」岡田彰著、自費出版
「臨床アロマセラピストになる」相原由花著、ＢＡＢジャパン
「サイモントン療法」川畑伸子著、同文舘出版
「フィーリングアーツとナラティヴ」北村義博、吉岡隆之、日本保健医療行動科学会年報 Vol.22, 77–91, 2007
「癒されて旅立ちたい」沼野尚美著、佼成出版社
「がん患者、一般市民、医師、看護師の「望ましい死」のあり方に関する認識」宮下光令他、第47回日本癌治療学会学術集会2009 Oct 22–24, 横浜
「がんを治す療法事典」帯津良一総監修、法研

「相補・代替医療の現況をみる」川嶋朗編集、治療 Vol.89, 3月増刊号、2007
「超高濃度ビタミンC点滴療法」水上治著、ＰＨＰ
「人はなぜ治るのか」アンドルー・ワイル著、上野圭一訳、日本教文社
「癒す心、治る力」アンドルー・ワイル著、上野圭一訳、角川書店
「心の潜在力 プラシーボ効果」広瀬弘忠著、朝日新聞社
「プラシーボの治癒力〜心がつくる体内万能薬」ハワード・ブローディ著、伊藤はるみ訳、日本教文社
「偽薬効果」Ｈ・ビーチャー他著、笠原敏雄編、春秋社
「ナラティブ志向の質的研究〜「がんの自然寛解」の研究プロセスを例に」（前編、後編）小田博志著、Health かうんせりんぐ Vol.5, No.4, p40–48, Vol.5, No.5, p93–100
「人間はなぜ治るのか」ＮＨＫ教育テレビスペシャル（ＤＶＤ）
「がんになりやすい性格」中川俊二著、主婦の友社
「天国の青い蝶」映画パンフレット
「癌が消えた―驚くべき自己治癒力」キャロル・ハーシュバグ、マーク・イーアン・バリシュ著、安次嶺桂子訳、新潮文庫
「SPONTANEOUS REMISSION—An Annotated Bibliography」Brendan O'Regan, Caryle Hirshberg: institute of NOEIC SCIENCES, 1995.
http://www.municipal-hp.hikone.shiga.jp/kanwa/index.html（彦根市立病院緩和ケアホームページ）
Hyodo I et al: Nationwide survey on complementary and alternative medicine in cancer patients in Japan. J Clin Oncol 2005 23; 2645–54.

Miyashita M et al.: Good death in cancer care: A nationwide quantitative study. Ann Oncol. 2007 18; 1090–7.

Hirai, K. et al.: Good death in Japanese cancer care: a qualitative study. J Pain Symptom Manage, 31 (2), 140–147. 2006

【著者紹介】

黒丸尊治 ［くろまる・たかはる］

1959年、東京都生まれ。87年信州大学医学部卒。徳洲会野崎病院にて、内科、外科、産婦人科、小児科の研修をした後、90年4月より関西医科大学心療内科に入局。九州大学心療内科、洛和会音羽病院心療内科を経て、2002年11月より彦根市立病院緩和ケア科部長となり現在に至る。

「希望」が持てる緩和医療をモットーに日々の臨床に取り組む一方、一般のがん患者を対象とした「がんストレス外来」も行っている。また、心の治癒力をうまく引きだすコミュニケーション法の啓蒙、普及にも精力的に取り組んでおり、現在、東京および京都で定期的にホリスティックコミュニケーション実践セミナー（http://holicommu.web.fc2.com）も開催している。

日本心身医学会専門医、同評議員、日本心療内科学会評議員、日本死の臨床研究会世話人、日本ホリスティック医学協会常任理事、同関西支部長、日本統合医療学会CAM部門評議員。

著書に『心の治癒力をうまく引きだす』『がんばらず、あきらめないがんの緩和医療』（以上築地書館）、共著に『ホリスティック医学』（東京堂出版）、『高齢者のこころのケア』（金剛出版）、共訳書に『心理療法・その基礎なるもの』（金剛出版）、『がんの統合医療』（メディカル・サイエンス・インターナショナル）、『ラジオ深夜便・CDセレクション〜心の治癒力をうまく引きだしたい』（NHKサービスセンター）などがある。

緩和医療と心の治癒力

二〇一一年五月二〇日　初版発行

著者――黒丸尊治
発行者――土井二郎
発行所――築地書館株式会社
東京都中央区築地七―四―四―二〇一　〒一〇四―〇〇四五
電話〇三―三五四二―三七三一　FAX〇三―三五四一―五七九九
振替〇〇一一〇―五―一九〇五七
ホームページ =http://www.tsukiji-shokan.co.jp/
印刷・製本――シナノ印刷株式会社
装丁――吉野愛

ISBN 978-4-8067-1422-4